p. 58 – 101 –
photographie p. 151
homme femme p. 197 La [illegible]
p. 278

L'impossible limite

À mon père qui a choisi ma mère
À ma mère qui a choisi mon père, mine de rien

À Serge Baux, naturellement

Limite

Tout s'emmêle. Je ne sais plus où est la limite. J'y pense constamment. Où est-elle ? La devancer, l'accepter, la renier, la comprendre.

À la limite on vit, à la limite on meurt, à la limite on n'existe pas.

Une image me vient. Un sein, un sein bien blanc et son téton bien rouge. Joue contre peau, bouche contre rouge, le sein offert, la main caresse. Sein de mère ou sein de femme, y a-t-il une vraie différence ? L'envie, le désir.

Mes yeux se brouillent. Une autre image. Le sein s'efface pour renaître coupé, rouge de sang. Du désir au dégoût, y a-t-il une vraie différence ? Comment oser ? Comment aimer encore le sein vu du dedans ? Déception, il ne s'y révèle aucun mystère, la graisse jaune, la glande blanche, un peu de lait. Mes doigts palpent, cherchent.

— Vous sentez la tumeur ? s'informe mon aide opératoire.

— Non, pas encore, elle est petite.

Je donne un nouveau coup de bistouri pour m'enfoncer plus vers le centre. Mes gants sont gras.

— Ça y est je l'ai... non... si... attends, je crois... oui c'est elle, pinces, donne-moi les pinces... je l'ai, bistouri.

L'aide fait claquer l'instrument dans mes gants. J'enfonce mon bistouri à deux centimètres autour de l'extrémité de la pince qui tient l'hypothétique tumeur. Quelques instants plus tard, elle exhibe au bout de ses crocs un morceau de tissu. Ce tissu tellement désiré, et aujourd'hui si exécrable, un morceau de mort, la mort tout entière extirpée, peut-être.

La pièce est envoyée en « extemporanée ». L'examen immédiat sous microscope permet en moins de trente minutes, et sans réveiller la malade, de dire cancer ou lésion bénigne.

Dans son cas, la lésion est très petite, difficile à palper et les mammographies, bien que suspectes, ne permettent pas de se faire une opinion définitive. La radiographie ne donne d'ailleurs jamais un élément de certitude, c'est toujours l'anatomopathologie qui sert de référence.

Dans le sein béant, je tasse des compresses après les avoir comptées afin de ne pas en oublier plus tard. Elles empêcheront le saignement en attendant le résultat. J'enlève mes gants et ma casaque, pour patienter, dans le bureau à côté de la salle d'opération.

Les limites posent de nombreux problèmes.

Où commence la mort ? Découvert tôt, un cancer est vaincu, décelé tard, il essaime et le patient meurt. Raisonnons sur un espace de temps défini. Douze jours avant, le patient est guéri, douze jours après, il est condamné. On peut diminuer l'intervalle. Une semaine avant, le patient est guéri, une semaine après, il est condamné. Diminuons encore. Un jour avant, le patient est guéri, un jour après, il est condamné. Une heure avant, il est guéri, une heure après, il est condamné. Une seconde avant, il est guéri, une seconde après, il est condamné. Une seconde, c'est encore très long, un millième de millième suffit. Le destin de la personne bascule en un éclair.

Où commence la malformation ? Une personne a des traits réguliers, on dit qu'elle est belle, une petite bosse sur le nez, elle a du charme, une grosse bosse, du caractère, une narine un peu écartée, une coquetterie, une petite encoche, une anomalie pour les uns, une curiosité pour d'autres, une malformation pour ceux qui savent. Une fente qui s'étend à la lèvre évoque pour tous une malformation nommée bec-de-lièvre par la majorité et fente labio-palatine par les médecins. Où est la limite ?

Quand commence la vie ? Quand le spermatozoïde pénètre dans l'ovule, une minute après, une heure, dix jours, trois semaines, six mois ? Il y a bien un début à la vie avec un instant qui précède où elle n'existe pas.

Où commence l'homme et où se termine l'animal ? Douze millions d'années, les ramapithèques, un à deux millions d'années, les australopithèques, l'*Homo neanderthalis,* quatre-vingt mille ans, enfin l'*Homo sapiens,* trente mille ans.

Où sommes-nous ? Le présent est absent, il n'est que futur proche ou passé immédiat. Nous n'existons pas et pourtant le téléphone sonne.

— Bonjour, c'est un adénocarcinome, me dit l'anatomopathologiste.

— Bien, merci.

Je raccroche et je vais me laver les mains. Adénocarcinome, confirmation est faite. C'est un cancer. Provocante juxtaposition des mots : bonjour, adénocarcinome, merci. Quel bon jour ? et merci à qui ?

La patiente dort, calme. Elle ne sait pas encore.

Pendant que la panseuse m'habille une nouvelle fois, casaque et gants propres, je demande que l'on envoie les récepteurs hormonaux. L'intérêt de leur dosage sera d'adapter au mieux le traitement médicamenteux ultérieur. Un petit fragment de la lésion est découpé, puis plongé dans l'azote liquide pour être envoyé au laboratoire dans ce but.

La tumeur est toute petite, on peut sans doute éviter

la mammectomie. Je suis passé à deux centimètres, cela me semble un peu juste. Mais comment mesurer vraiment dans un tissu aussi mouvant qu'on peut étendre, resserrer, allonger, réduire ? Un centimètre en fait deux, peau tendue, et un demi, peau rétractée. Il n'y a pas de plan de repère, un sein est comme une mer. De cette immensité, il faut extirper ni trop ni trop peu mais rien ne ressemble plus à de l'eau que de l'eau même si elle est radioactive. Et rien ne ressemble plus à de la glande que de la glande même s'il reste quelques cellules cancéreuses. Il faut trouver une limite et sans délai. Le bistouri doit trancher le bon du mauvais, la vie de la mort. Je décide entre raisonnement et intuition :

— Le sein est gros, on peut prendre un centimètre de plus, ça ne le déformera pas beaucoup.

Mon aide étend le sein. J'enlève les compresses et je les mets au baquet.

— Une, deux, trois, quatre, c'est bien ça ?

— Oui, monsieur, me confirme la panseuse.

— Allez, un centimètre de plus.

Le bistouri tranche. Mais la main, ma main fait un peu plus. Plus qu'un outil, elle n'obéit pas toujours, elle a sa propre autonomie et ses propres raisonnements. Une douce lutte s'engage parfois entre elle et moi. Elle n'est pas indisciplinée, elle ressent les choses autrement, elle est plus proche du corps. Par définition, elle est plus charnelle.

Le chirurgien est en « réception-émission » permanente. Les yeux reçoivent, la main émet, les yeux qui voient, ceux du visage mais aussi les yeux qui sentent, ceux du bout des doigts. La main reçoit donc aussi, c'est sans doute là toute son intelligence. Dans certains petits pertuis où seuls les doigts peuvent s'insinuer, on est amené parfois à couper sans voir afin d'éviter de les agrandir et d'entraîner de grandes cicatrices. Ce sont les pulpes des dernières phalanges malgré l'épaisseur des gants qui touchent, palpent, apprécient et donnent le feu vert. On insiste toujours sur la dextérité du chirurgien, mais non sur son don d'observation (ou sa faculté de sentir), on parle de l'émission toujours spectaculaire mais non de la réception bien plus intime. Or, que peut faire une main agile si l'objet observé (ou senti) n'est pas le bon, si le travail s'entreprend à l'écart de l'endroit malade ? Il s'agirait d'une habileté au hasard, le plus souvent inutile, de la « tripatouille », comme disent certains patients.

Je dois étendre la coupe d'un centimètre mais ma main en tranche deux, un de plus avec discrétion et malice. Je devrais dire : les mains, car elles sont le plus souvent complices. Leur stratégie a été simple : la main gauche a contracté les tissus afin que les deux centimètres puissent le plus possible n'en paraître qu'un, tandis que la main droite a incliné très discrètement vers le dehors la lame pour couper en biais. Le résultat de ces actions combinées est une masse informe qui pend au bout de ma pince, une recoupe dite d'un centimètre mais en réalité de deux. Je ne suis pas dupe et j'annonce :

— Voilà un bon centimètre de plus pour « l'anapath ».

Cette dénomination, « bon centimètre de plus », n'est pas une hypocrisie, c'est un consensus entre mes mains et moi. Personne ne s'est aperçu de rien, pas même mon aide opératoire. Un chirurgien ne doit pas entrer en désaccord avec ses mains s'il les connaît assez pour leur faire confiance. Il doit les apprivoiser mais c'est souvent elles qui l'apprivoisent. C'est cette association, cet ensemble, qui fait la valeur de l'opérateur.

Si dans l'étendue de la glande mammaire, la personnalité de la main peut passer inaperçue, par contre elle est évidente dans d'autres situations. Le chirurgien plasticien dessine très souvent sur la peau pour prévoir au mieux les cicatrices à dissimuler. C'est comme pour une couturière la mise au point du patron d'un vêtement qui va déterminer par où le ciseau doit passer. Les marques sont faites avec la plus extrême minutie soit au feutre sur le patient réveillé, soit au bleu de méthylène une fois endormi. Le chirurgien y passe souvent un temps très long. La prise des mesures peut durer une heure. Puis, quand vient le moment de couper, bien que tout ait été repéré, au moment où la main entre en action, la lame passe parfois à côté de la marque, pas très loin mais à côté. Étudiant, j'étais très étonné quand je voyais des chirurgiens confirmés inciser à côté de leurs traces. Cependant peu à peu, j'ai compris. La main n'obéit pas à la mesure. Lors des premières interventions, quand cela vous arrive, vous ne comprenez pas bien, une sorte d'angoisse vous étreint, vous pensez avoir raté le tir puis, au fil du temps, vous vous apercevez que votre main a raison, que sa résistance à vos repères a permis un déroulement plus approprié du projet. Ce ne sont pas des plans radicalement différents, ce sont des nuances, mais elles peuvent changer la qualité du résultat. La main refuse votre limite et en prend une autre, proche et pourtant différente. Peu à peu, vous la comprenez et comme elle a souvent raison, vous la laissez aller. Elle vous a apprivoisé.

La recoupe du sein est mise dans un petit bocal en plastique puis formolée. Elle comprend de la tumeur au centre et de la glande mammaire à l'extérieur. C'est cette limite qui est loin d'être nette que l'anatomopathologiste va analyser au microscope avec la plus grande attention. Il y recherchera la moindre cellule cancéreuse et sa position. Il retrouvera deux limites à cette limite. Une limite interne, la plus proche de la tumeur, une limite externe, le plan de coupe, celle que la main a repoussée un peu plus loin encore. Dans sa conclusion, il nous indiquera la place des cellules malignes par rapport à ces deux frontières. Leur détection à la limite externe serait bien sûr mauvais signe. Il faudrait réopérer rapidement pour élargir l'exérèse car leur présence probable dans la glande restante exposerait à un haut risque de récidive.

Chirurgie assez simple lorsque l'amputation doit être complète (mammectomie totale) car l'organe est enlevé dans son ensemble en passant au ras du muscle pectoral qui sert de plan de référence, cette intervention, quand il faut enlever la tumeur maligne en conservant le sein (tumorectomie), est en apparence aisée mais, à mon avis, beaucoup plus complexe car sans repère. Dans les techniques où le chirurgien peut utiliser ce qu'on appelle les plans de clivage séparant organes et vaisseaux, les ciseaux passent entre deux tissus différents. La division se fait naturellement, il n'y a qu'à suivre le chemin même s'il est parfois difficile à repérer. Dans la chirurgie sans plan de clivage, il faut trancher dans le vif, créer soi-même ses limites et là est toute la difficulté. Sous une apparente simplicité, dangereuse d'ailleurs, l'enjeu est grand, surtout en cas de cancer.

La patiente dort, calme, elle ne sait toujours pas.

Je capitonne la glande et ferme la peau. Le sein n'est presque pas déformé. Je poursuis par un curage axillaire. L'incision est dans l'aisselle. La nouvelle pièce est envoyée pour analyse. En fonction de l'existence ou non de ganglions envahis et de leur nombre, le pronostic et le traitement seront différents. Pendant que l'infirmière fait le pansement, je vais dicter mon compte rendu opératoire : « Tumorectomie élargie quadrant supéro-externe du sein droit après examen extemporané et curage axillaire homolatéral. » Le texte décrit l'intervention. On y trouve l'expression « ... recoupe secondaire d'un bon gros centimètre... ».

Ce « bon gros centimètre », ce « bon gros » insignifiant, pourtant fondamental, l'essentiel d'une existence, cette limite entre la vie et la mort réduite à une bonne grosse chose, l'impuissance à nous représenter réellement la frontière, un bon gros truc.

Un « bon gros ». Mettez n'importe quoi derrière.

Une femme dans sa baignoire. Elle est très jeune, dix-huit ans à peine. Son visage d'une rare beauté et son ventre, que ses mains enserrent, comme pour le protéger, émergent de l'eau, elle est enceinte. Ses yeux sont fermés. Ne comptez pas sur moi pour vous décrire son corps. L'eau est très chaude. Près de sa bouche, la vapeur monte sans être perturbée. Elle ne respire pas, tout est calme, si calme, l'eau est tellement douce. L'enfant ne s'est aperçu de rien, il n'a pas peur. Il est vrai que les mains de sa mère se sont posées sur lui avec délicatesse. Personne n'a peur d'ailleurs, mais la torpeur les a envahis. Chaque corps flotte l'un dans l'autre et l'autre dans la baignoire. Ils aiment l'eau qui les entoure et c'est pour cela qu'ils sont heureux. L'histoire pourrait se terminer là sur un bonheur indécent, indescriptible, inracontable, si intime, indémontrable en fait.

— Elle est morte ! crie un homme brun, grand et fort après avoir ouvert la porte brutalement.

L'idée ne l'effleure pas mais il vient de déranger, avec raison sans doute, la tranquillité dangereuse dans laquelle les deux corps se sont laissés aller en s'y enfonçant de plus en plus.

— Elle est morte ! s'exclame-t-il à nouveau en trempant ses bras dans l'eau.

Une main derrière le dos, un peu au-dessous des aisselles, l'autre au niveau des genoux, il soulève la femme dont la tête bascule en arrière. L'eau dégouline de sa longue chevelure dorée. Il y a de l'eau partout. L'homme, en costume, chemise blanche, cravate raffinée et boutons de manchette en or, est complètement mouillé. Il la dépose sur le lino, les pieds vers la cuvette des W-C. Un autre homme arrive très vite. La scène ne dure que quelques secondes. Un peu plus vieux que le premier, c'est à l'évidence un militaire. Il porte l'habit. La salle de bains est petite. La femme étalée par terre occupe toute la place. On peut à peine marcher. Le contraste entre ce corps nu qui ne respire pas près des chaussures de ville du premier et des chaussures militaires du second est saisissant. La glace couverte de buée projette des ombres comme dans un rêve ou dans un cauchemar.

— Laisse-moi, dit le militaire à l'autre qui s'écarte immédiatement.

Il s'agenouille auprès de la femme, enlève son képi et met l'oreille sur son sein gauche.

— Ça bat ? ne peut s'empêcher de demander le civil.

— Non, il ne bat plus. Donne-moi vite ma sacoche.

L'homme trempé lui tend une mallette en cuir, à l'intérieur, un tensiomètre et divers instruments. Il prend une seringue, la remplit d'un liquide contenu dans une ampoule. L'aiguille est très longue. Il l'enfonce à la verticale sans aucune hésitation, juste sous le sillon du sein gauche et y injecte le contenu. Le deuxième homme grimace. Après quelques gestes de réanimation, un massage cardiaque et du bouche à bouche, la femme revient à elle. Un souffle s'évapore de ses lèvres, les mains n'ont pas bougé du ventre. Elle recommence à respirer et se crispe d'une manière presque imperceptible. Personne ne le remarque, sauf l'enfant comme pour lui faire un signe ou pour attendre un signe de sa part. Le médecin militaire écoute le cœur au stéthoscope, prend la tension :

— Eh ben, mon vieux, il bat.

— Et le bébé ? répond l'autre.

L'homme pose alors son oreille sur le ventre de la femme, ses mains au-dessus des mains de la mère. Il attend un temps très court qui paraît à l'autre une éternité. Il essaye d'entendre ou de percevoir un mouvement, ce mouvement doux, amorti par le liquide fœtal.

L'enfant, enfin, bouge la tête ou le pied ou la main, je ne sais plus, peu importe, il bouge.

Les mains de la mère serrent un peu plus le ventre tant aimé et, bien qu'épuisée, elle esquisse un léger sourire.

La buée sur la glace a disparu et les visages renvoient enfin leur image.

— Dans un mois, tu auras un bon gros bébé, dit le militaire au père.

Un « bon gros »..., un bébé à la limite.

Malgré tout le mérite de mon oncle, il fit une petite erreur d'appréciation, je fus un bébé maigrichon.

J'aime l'eau, j'ai toujours cru que c'était à cause de cette noyade anté-natale. J'aime l'eau, j'y suis bien, elle me calme. J'aime m'y tremper, à condition qu'elle soit chaude comme l'eau de la baignoire.

Sinon je préfère l'observer.

Repère I

ENFANT, j'habitais au cinquième étage d'un immeuble de la rue du Faubourg-Poissonnière. Il n'y avait pas d'ascenseur et je me revois monter deux par deux et sac au dos les marches de l'escalier sans tapis. Cependant, après l'école, je faisais toujours un détour par l'atelier de mon père et j'essayais d'y rester le plus longtemps possible.

J'avais cette grande chance qu'il soit situé au rez-de-chaussée et j'y avais accès quand je le voulais. Il y avait beaucoup d'instruments coupants, tranchants, des produits toxiques. Pourtant, ce lieu ne m'était pas frappé d'interdiction, même seul. C'était curieux car il y avait un réel danger et mes parents étaient d'un naturel plutôt protecteur. Un jour, j'ai mis le feu à une poubelle en carton sans le vouloir en faisant une expérience sur des corps chimiques. Impossible à éteindre, j'ai posé une caisse de bois dessus pour l'étouffer et je suis parti sans rien dire. C'est la seule grosse bêtise dont je me rappelle mais elle était de taille. Même si personne ne m'en n'a jamais parlé je sais que c'est mon père qui a éteint le début d'incendie. Curieusement, le lendemain les substances inflammables avaient disparu de l'atelier. Par contre, tous les outils restaient à ma portée. Seules la perceuse électrique et la fraise m'étaient défendues. Au début, je me contentais donc du vilebrequin et de la lime à main. Mais les deux engins électriques me fascinaient. Des petites montagnes de sciure de bois, des copeaux de métal ou de plastique s'amoncelaient autour. Il y en avait de toutes les couleurs. Je les ramassais parfois et les mettais dans de petites boîtes pour les montrer à mes copains.

J'entrepris d'habituer mes parents à ces machines. Au début, j'actionnais leur petit interrupteur noir juste pour déclencher le bruit sourd de leur moteur. Mon père accourait en s'exclamant : « Tu vas te couper les doigts ! » Je savais que pour me faire plaisir, il allait ensuite s'en servir quelques minutes avec moi. Peu à peu, il me fit confiance et je pus les utiliser sans lui. Je ramassais n'importe quel bout de bois ou de métal qui traînait dans la pièce puis le limais, le trouais, lui donnais une forme. J'aimais bien les étincelles que faisaient les particules en combustion, projetées, nées du frottement de la meule ou de la mèche avec la matière. Un masque protégeait mes yeux. Ma mère n'aurait sans doute jamais été d'accord pour me laisser faire tout cela à dix ans, mais, au cinquième étage, elle était bien trop loin pour m'entendre ou me voir.

L'atelier comprenait deux pièces, séparées par une courette couverte d'une verrière. La première servait d'entrepôt, l'autre, la plus grande, était centrée par un gros poteau vert. Contre le mur, deux gros établis en bois marqués par les empreintes des tenailles, les encoches des crochets, les rainures des scies, les trous des clous, les sillons des rabots, les scarifications des poinçons, les brûlures de l'appareil à souder. On lisait, comme les cicatrices sur les corps, la vie des deux tables grâce à ces traces qui se juxtaposaient et se superposaient. La plus éloignée de la courette avait manifestement moins souffert que l'autre. Sur chaque plateau, on repérait des sites de travail d'intensité différente où des gestes s'étaient répétés à maintes reprises. On aurait pu compter combien de fois l'artisan avait éxécuté le même mouvement. Certains endroits correspondaient à la naissance d'une idée comme une signature. Rien n'était rangé avec précision, les outils étaient posés de-ci, de-là selon leur fréquence d'utilisation. Le bois s'était aminci dans la zone de l'enclume. Sur des gros clous, étaient accrochés les instruments de précision, équerre, pied à coulisse, règle, compas ; sur quelques rares étagères, colle, rouleaux adhésifs, fil de fer, fil électrique... Sous l'établi, dans une poussière épaisse, un vrai fatras où j'aimais chercher un objet inattendu, boîte, ferraille, aiguilles, vieilles clefs qui n'ouvraient plus aucune porte depuis longtemps, ciseaux, bougie, gouge, sac, trousse, truelle, batterie, peigne, sac de plâtre, vis, radio à moitié démontée, que sais-je encore ?

Mon père est inventeur et à tout ce bric-à-brac correspondait une partie de son imagination. Je le voyais faire des plans divers, machine à laver, flipper, panier à salade mais les moteurs et les allumages automobiles étaient son domaine de prédilection. Il passait de longues nuits blanches à couper, souder, visser, coller pour construire les prototypes. Le samedi, de temps en temps, je veillais avec lui. Pour que je le laisse tranquille, il m'en donnait aussi un à mettre au point. Il aimait bien mes bricolages qui lui paraissaient naturels. Je lui posais des questions et il m'écoutait quand je croyais lui donner des conseils. J'aimais cette ambiance où une petite ampoule pendue à son fil d'alimentation éclairait la pièce. Tout seul, j'aurais eu très peur. Quand une nouvelle version de l'appareil était terminée, nous partions le tester. Il faisait frais, nous sortions de Paris et nous roulions sur l'autoroute, très vite. L'oscilloscope nous donnait des indications mais la nervosité ou les à-coups de la voiture aussi. Il est arrivé, une fois, que mon prototype marche mieux que le sien et ça l'avait fait rire.

Mon père avait ses bureaux juste à côté de son atelier. Cette organisation était d'une redoutable efficacité créative. Dès qu'il avait une idée, entre deux rendez-vous, il la matérialisait. Certaines d'entre elles ont fini à la poubelle parce qu'elles étaient mauvaises ou ne faisaient pas partie de l'air du temps, d'autres ont bien marché, certaines ont été copiées par d'autres.

Il a été récompensé deux fois par le prix du concours Lépine. Mais, ainsi qu'il le fait souvent remarquer, ce ne sont pas les inventions qui ont eu le plus de succès qu'il a le plus aimées.

Maintenant je me rends bien compte que j'ai tout reproduit : l'atelier de mon père, le laboratoire artisanal, ses inventions, la recherche, ses deux prix du concours Lépine — le prix de chirurgie plastique —, le travail de ses mains, la chirurgie... et pour la médecine tout l'amour de ma mère.

J'aime me balader sur ce quai de la Seine. L'eau d'un côté, les magasins de l'autre avec leurs ménageries. À douze, treize ans, c'était, avec le Jardin des Plantes, ma balade préférée quand j'avais un après-midi de libre. J'étais toujours à la recherche d'une nouvelle espèce pour la ramener chez moi, surtout des poissons, mais j'ai eu oiseaux, singes, souris, rats, grenouilles, mouches, hamsters, mainates, serins, serpents, cochons d'Inde, canetons, poules, coqs... Une vraie basse-cour, pourtant j'habitais à Paris et heureusement pour la ferme, j'avais un balcon.

Pendant mon adolescence, mes seules lectures portaient sur la science, la pollution et la vie des bêtes. Peu à peu, j'ai appris qu'il était contestable de garder des espèces sauvages en captivité et mon zoo personnel se réduisit progressivement, par raison, plus que par envie.

Néanmoins, j'avais acquis une grande expérience dans l'élevage et la reproduction d'espèces diverses, dans leur alimentation, leur manipulation et dans la fabrication des cages et des aquariums — d'autant que l'atelier de mon père m'en donnait toutes les facilités. À chaque nouvel animal que je ramenais à la maison, ma mère criait en me menaçant de le jeter dans le caniveau mais dès le lendemain je la surprenais à le nourrir. Je n'aurais pu m'occuper de toutes ces bêtes si elle ne m'y avait pas aidé. Pour me procurer l'argent nécessaire à ces achats, je faisais la manche en achetant des carnets de tickets de métro que je revendais ensuite un à un devant les caisses afin d'en tirer un bénéfice !

Lycée Jacques-Decour, au-dessous du Sacré-Cœur, une classe de trente élèves et mon cours préféré, celui de sciences naturelles. Nous étions assis sur de hauts tabourets, les tables étaient carrelées de blanc et nous disposions chacun d'un petit lavabo. Le professeur, sans doute sa première année d'exercice, était une femme jeune et nous l'aimions bien. Sur son bureau, dans un bocal, une grenouille pour nous faire comprendre les réflexes. L'enseignante nous expliqua qu'elle allait la sacrifier, lui disséquer le nerf sciatique, la fixer avec des aiguilles sur un plateau de liège, la brancher à des électrodes reliées à des piles. Je les connaissais bien ces batraciens. Dans les mares, j'aimais les attraper.

Nous avions douze ans et elle allait disséquer un être vivant devant nous pour nous montrer comment marchait son nerf sciatique ! Malgré la gentillesse de cette femme, rien ne fut dit : pas un mot sur la grenouille elle-même, reléguée au rang d'objet. Il faut se demander si l'essentiel de cet enseignement n'allait pas être ailleurs. La compréhension du fonctionnement du nerf sciatique était, certes, intéressante pour les enfants mais n'allaient-ils pas plutôt voir un professeur de sciences qu'ils aimaient sacrifier sans la moindre émotion un être vivant ? Fallait-il gommer, annihiler leur sensibilité à ce sujet ? Devaient-ils comprendre que la vie d'une grenouille n'a pas d'importance ? Du batracien au rat, du rat au chien, du chien au singe... la trajectoire est toute tracée.

Au lycée, je n'étais pas un meneur. Cependant, je fis passer de rang en rang durant le cours le message suivant : « Ce n'est pas la peine de tuer la grenouille, nous connaissons l'expérience, il suffit de nous l'expliquer au tableau. » La classe prit ce combat à cœur et, puisque j'avais lancé l'idée, me désigna pour parlementer. Je n'eus pas besoin de courage pour lever le doigt. Le prof était si gentil, j'étais certain qu'elle allait accepter. Il était évident qu'elle tuait la grenouille à contrecœur, parce que c'était la loi. Je lui expliquai notre désir.

— Toute la classe est d'accord, lui dis-je.

À mon plus grand étonnement, elle refusa sans donner de raisons vraiment valables. Je décidai alors de monter une opération de sauvetage. Discrètement, je me mis à quatre pattes et traversai les trois rangs devant moi sous les gloussements amusés de mes camarades. La grenouille dans le bocal, le bocal sur le rebord du bureau. De la main gauche, je soulevai le couvercle et de la main droite, je pris prestement le batracien. J'avais l'habitude. Je retournai discrètement à mon siège. Vint le moment décisif où elle devait faire son expérience inutile. Elle se dirigea vers le bocal et s'aperçut qu'il était vide. Elle comprit. Personne ne vendit la mèche. Après concertation, un marché fut conclu : « l'animal sera rendu mais l'expérience n'aura pas lieu ». Elle promit. Je me levai et je lui rendis la grenouille que j'avais gardée dans la main. Elle la saisit par les pattes arrière et d'un mouvement violent la percuta contre l'angle de son bureau.

Elle était morte.

Le regard du gentil professeur, pendant un court instant tellement méchant, nous laissa interloqués.

C'était rue du Rocher, une rue plutôt étroite qui monte de la gare Saint-Lazare, au numéro 10, je crois. La porte cochère verte s'ouvrait par une belle poignée de cuivre.

Après avoir appuyé sur la sonnette, je pousse la belle poignée de mes deux mains, puis m'efface pour lui laisser le passage en maintenant la porte de la main droite. Elle entre, c'est gagné.

Mon cœur bat très fort, elle ne paraît pas gênée, elle se tient très droite, la tête haute. Elle n'est pas fière pour autant. Tranquille, je la trouve très belle. Elle doit avoir l'habitude. Dans cette journée très ensoleillée du mois de mai, elle est passée de la lumière de la rue à l'ombre du couloir, le contraste est fort et elle semble avoir disparu dans l'obscurité. Une seconde, je crois la perdre, je me redresse un peu pour faire de la place à mes poumons qui respirent à peine. Ma main droite lâche la poignée de cuivre et j'entre à mon tour. La porte se ferme doucement, le rai de lumière qui vient de la rue diminue pour disparaître. Au même moment, j'entends le bruit sourd de la porte qui se referme. Je la retrouve, elle est là.

J'essuie mes pieds sur le paillasson une fois, deux fois, trois fois. Il n'a pas plu pourtant. Mes chaussures sont propres. Je souris sans savoir que dire. Toute parole serait ridicule, déplacée. Elle a passé la porte à la belle poignée avec une telle assurance.

Dans le métro, nous avons parlé du lycée, de la « manif » où je l'ai rencontrée il y a deux jours. Peu m'importe son motif, je n'avoue pas, bien sûr, que ma vraie raison était d'y rencontrer des filles. Mon copain Philippe m'a prêté, cet après-midi, la chambre de bonne dans laquelle il habite. Machinalement, je mets la main gauche dans ma poche pour chercher la clef. Rien. J'ai un coup au ventre mais très vite, je plonge la main droite dans l'autre poche. Ouf ! elle est là.

Dans le couloir, deux petites ouvertures donnent assez de lumière pour qu'on n'ait pas besoin d'allumer. L'impression de frais succède à l'atmosphère chaude de la rue. La peau de son visage paraît douce et l'ombre en définit le grain. Elle sourit, silencieuse. J'en profite pour sourire un peu plus et conclus qu'il est des endroits, ou des moments, où il ne faut pas parler. Je ne lui ai pas demandé son âge, elle doit avoir seize ans. Je me presse un peu, dépasse la jeune fille pour aller à gauche vers une porte en bois verni à rainures. À travers le voilage, sa partie vitrée laisse entrevoir l'escalier. Je saisis de la main gauche la poignée noire et la pousse dans le même geste aussi peu assuré que la première fois. Je la laisse passer à nouveau. Elle se dirige naturellement vers l'escalier, met son pied gauche sur la première marche de pierre, tourne très légèrement la tête et me regarde comme pour que je lui dise oui, mais je reste muet. Elle attend un peu puis se retourne et commence à monter.

La cage d'escalier peinte en blanc crème, la rampe qui devrait se terminer par une boule de verre qui n'existe plus et dont on ne voit que le pas de vis, le tapis bordeaux. Tant de détails que je me rappelle, pourtant je ne regardais qu'elle qui montait, calme, et je la suivais.

Celle de mes deux mains qui a découvert la clef prend la rampe, elle ne la saisit pas. Elle est à trois ou quatre marches de moi, six étages à monter sans ascenseur. Il y a une heure, je lui ai dit : « On va chez moi. » Elle ne sait pas encore que ce chez-moi est une chambre de bonne et que cette chambre de bonne appartient à un copain. C'est difficile d'avoir un endroit où amener une fille. Elle monte devant moi, le tapis amortit ses pas. Je la suis, trois marches derrière. Elle porte un jean bleu, des chaussures plates en cuir retourné montant jusqu'aux chevilles, une veste bleue qui lui cache les mains et les fesses. À chaque marche, mon cœur bat plus fort. J'aimerais qu'il y ait du bruit pour donner une raison à mon silence. À chaque étage, elle ralentit un peu comme pour me dire :

— C'est là ?

Puis, devant mon absence de réaction, elle continue de monter. Au troisième étage, j'accélère légèrement pour la presser un peu. L'appartement des parents de mon camarade est à cet étage. Je ne suis plus qu'à deux marches d'elle. Je tremble à l'idée qu'ils n'ouvrent la porte et nous découvrent. Ouf, le quatrième. Que vais-je faire une fois qu'elle sera dans la chambre ? Elle a accepté de monter mais cela ne veut rien dire, peut-être refusera-t-elle d'aller plus loin. Elle est belle, je vois ses longs cheveux noirs se balancer dans son dos au rythme des marches. Je ne la connais que depuis cette « manif » d'étudiants et de lycéens. C'est vite, très vite. J'ai osé lui parler. La contestation donne du courage. J'ai été étonné par son absence de résistance, elle n'a pas usé de subterfuge ni fait la timide pour respecter les convenances. Il est vrai que nous nous sommes connus contestataires et qu'il ne faut pas faire vieux jeu.

En réalité, cette absence de résistance m'inquiète beaucoup. Dans la chambre, il faudra être à la hauteur. Mais peut-être va-t-elle dire non. Elle va sûrement dire non, c'est trop vite. Je continue à monter, presque soulagé à cette idée.

Cinquième étage, après le palier, l'escalier devient brusquement plus étroit, il n'y a plus de tapis. Elle comprend qu'il faut aller plus loin et continue cette fois sans ralentir, les bras ballants. Ses pas sur les marches de bois ne font pas plus de bruit, ses semelles de crêpe ne laissent entendre que le léger crissement du parquet. Au sixième étage, un long couloir gris éclairé par deux tabatières et puis des portes, des portes, de nombreuses portes. Attention, ne pas se tromper, faire comme si on avait l'habitude. La deuxième après le paillasson bleu. Elle marche encore, et moi, je crois que je n'ai pas respiré depuis le cinquième étage. Le paillasson bleu, première porte, deuxième porte, elle la dépasse. J'y parviens une seconde après elle. J'arrive à dire : « C'est là » avec ce qui reste d'air dans mes poumons. Tout en prenant une grande inspiration, de la main qui a tenu la rampe, je cherche la clef. « La serrure est à l'envers », m'a dit mon ami, il faut donc tourner la clef en sens inverse. La poignée de la porte est petite, ronde, peinte en gris. C'est ma main gauche qui la pousse pendant que l'autre tourne la clef à l'envers. La chambre de bonne de mon copain est arrangée « moderne », selon son expression, ce qui en fait sa fierté et toute mon admiration : murs revêtus d'un papier à dominante beige avec un discret motif, lit collé contre le mur, table de nuit noire et, surtout, la chaîne stéréo et quelques disques à la mode, Pink Floyd, Santana, Alice Cooper, Joan Baez, Joe Cocker.

À vrai dire, je ne me rappelle plus si j'ai beaucoup parlé. À vrai dire, je me rappelle que je n'ai pas utilisé la chaîne stéréo comme je l'avais prévu. À vrai dire, je ne me rappelle plus si à ce moment-là, j'ai eu envie d'elle. À vrai dire, je me rappelle bien mon étonnement d'être là. À vrai dire, je ne me rappelle plus si je me rappelle bien.

C'était trop simple. Je n'ai pas eu besoin de lutter. Elle a dû s'asseoir sur le lit, j'ai dû m'asseoir à côté. J'ai dû l'enlacer et l'allonger délicatement, je ne sais plus. Je me rappelle cette image où je me vois allongé à côté d'elle avec ma veste bleue, avec sa veste bleue. Elle est sur le côté, le côté droit, nos pieds dépassent du lit que nous n'avons pas ouvert pour ne pas salir les draps. Il y a quelque chose d'étrange mais je ne sais pas quoi. Je me rappelle son calme. C'était peut-être ça que je trouvais bizarre. Allongée sur le côté droit, son bras était caché sous son corps. Je l'ai sans doute serrée contre moi, elle n'a pas cherché à dégager son bras. Je ne sais plus comment ni à quel moment précis, j'ai vu sa main à laquelle il manquait deux doigts. Je ne sais plus quels doigts d'ailleurs. Je ne sais pas très bien si j'ai senti leur absence ou si je les ai vus vraiment. Ce que je sais, c'est que je suis parti. Je n'ai pas eu à me rhabiller puisque je ne m'étais pas déshabillé. Je ne sais pas ce que j'ai prétexté, peut-être n'ai-je rien eu à dire. Je sais qu'elle est descendue avec moi. Je ne sais plus quand je lui ai dit au revoir. Quand j'y pense, j'ai honte.

Suis-je le premier à t'avoir fait ça ? Qu'as-tu pensé ? As-tu pleuré ? M'as-tu maudit ? Tu avais toutes les raisons de le faire, sans doute ne l'as-tu pas fait. Tu avais l'air si douce. Tu a dû t'en prendre à toi-même, au destin, à la malchance.

Pour deux doigts, ne pas aimer, quelle idiotie ! quelle bêtise ! mais quand on n'est pas préparé, que faire ? La peur de t'aimer, même avec cinq doigts bien en main, m'aurait été sans doute insupportable. Sans doute aurais-je trouvé un autre moyen de partir. J'ai honte quand j'y pense maintenant. Pourtant, sur le moment, je n'ai pas eu honte, je ne crois pas d'ailleurs avoir eu beaucoup de remords. Je crois que le lendemain, je n'y pensais déjà plus.

J'avais amputé de mes souvenirs les deux doigts coupés. Ce n'est que par hasard, devant le scintillement de la belle poignée de cuivre rue du Rocher, que ce souvenir m'est revenu.

Césure

Deux doigts dans un sac en plastique.

Deux doigts détachés du corps d'une jeune fille. Le majeur et l'annulaire de la main droite. On peut tenter une réimplantation. La jeune fille n'a pas l'air de trop souffrir. Elle me regarde inspecter ses doigts. Que pense-t-elle ? Imaginez un morceau de vous qui ne serait plus relié à votre corps et qui vivrait encore.

La mère, trop affolée pour entrer dans la salle d'examen, a bien respecté les consignes de conservation. Jamais au contact de la glace directement mais à travers un sac en plastique.

Quelques mots, le temps n'est pas à la discussion, les minutes comptent.

— Comment est-ce arrivé ?

— Le couteau électrique acheté la veille.

— Qu'est-ce que vous faites dans la vie ?

— Je suis étudiante.

Son visage m'intrigue, je crois la connaître, pourtant il n'en est rien.

— On va faire l'impossible pour arranger ça.

Nul ne peut présager de sa réaction à l'amputation de son intégrité corporelle. Il est essentiel que le patient sache qu'on a tout fait pour restituer le morceau perdu, qu'on y a mis toute l'énergie nécessaire.

Même, et peut-être surtout, si la réussite n'est pas au bout du chemin.

— Au revoir, à tout de suite au bloc opératoire, lui dis-je.

Je sors de la salle d'examen, prescris aux infirmières les examens biologiques. L'anesthésiste l'examine dans la foulée. Elle montera directement au bloc opératoire.

Dans la salle d'attente, sa mère me dit, angoissée :

— Docteur, vous allez y arriver ?

— Je n'en suis pas sûr, mais on va essayer.

— Ce serait terrible, comment va-t-elle faire ? Vous vous rendez compte, deux doigts en moins, mais comment va-t-elle faire ?

Je ne lui réponds pas bien que cette question pose un vrai problème.

Comment va-t-elle faire pour quoi ? Pour écrire, pour prendre, pour tenir. C'est, bien sûr, la première chose à laquelle on pense. En toute objectivité si ce raisonnement était bon, on n'opérerait plus personne. Avec deux doigts de moins, la main fait tout ou presque, sauf dans quelques rares métiers où la dextérité manuelle est primordiale, pianiste virtuose par exemple.

La jeune fille est transportée devant moi sur un brancard, elle me sourit, elle a l'air tranquille. Les grands accidentés ont souvent une sérénité qui vous désarçonne. La plupart conscients de leur état l'acceptent avec fatalité. Acteurs passifs, admis dans des urgences qu'ils n'ont pas choisies, ils doivent faire confiance à l'équipe sur laquelle ils tombent. C'est un pari qu'ils font, qu'ils peuvent regretter plus tard, à tort ou à raison.

Son visage doux, ses cheveux longs. Il y avait quelque chose d'étrange mais je ne savais pas quoi. Je me rappelle son calme... la rue du Rocher... le scintillement de la belle poignée de cuivre, je suis ébloui, baissez la lumière. La jeune accidentée est maintenant en salle d'opération, endormie.

— J'éteins une des deux lampes, me dit la panseuse.

— Oui, éteignez-la. Attention, non, ne bouge pas, dis-je à mon assistant en face de moi.

— Éteignez le Scialytique aussi.

Le microscope opératoire a un éclairage autonome de type lumière froide, transmis par l'intermédiaire d'une fibre optique au champ opératoire, circulaire, à peine de quelques centimètres. Pour ne pas avoir de faux reflets, on éteint toutes les sources lumineuses parasites.

La patiente est allongée, les bras en croix, son corps recouvert de champs stériles. Un garrot pneumatique lui entoure le bras droit. Il permet d'opérer sans être gêné par des saignements intempestifs, mais au bout d'une heure à une heure trente, le dégonfler est impératif car les tissus non irrigués s'abîmeraient.

De quel accident s'agit-il ? Tentative de suicide, accident de la voie publique, agresseur, agressé, folie, au moment où l'on opère peu importe, l'heure est à l'action. Le seul élément à garder à l'esprit est son mécanisme. C'est un couteau électrique, la section est nette, de pronostic bien meilleur qu'un arrachement.

— Alors, la lumière ?

— Je l'ai baissée, répond la panseuse.

— Non, non, éteignez-la. J'ai l'œil attiré par elle.

Le bloc opératoire devient obscur, on ne distingue que des ombres.

— Porte-aiguille, dis-je à mon aide.

Autour d'une main blessée, qu'un faisceau de lumière éclaire en partie, quatre mains gantées s'activent.

— Pince de Dumont. Reprenez le porte-aiguille.

L'instrumentiste reprend le porte-aiguille de ma main tendue et y place la pince de Dumont. J'ai une pédale au pied gauche pour le réglage de la mise au point et du grossissement. Je n'ai pas levé les yeux de la binoculaire, mon aide opératoire, en face de moi, non plus.

— Je vais avoir besoin du moteur.

— Je sors une minute de salle pour le chercher, enchaîne la panseuse.

— Non, non, attendez. Donnez-moi d'abord un bistouri lame 15.

— C'est encore dégueulasse, remarque l'aide.

— Oui, je ne sais ce qu'elle était en train de couper mais il y a des petits morceaux d'aliment partout.

Pourtant la plaie a été lavée pendant un bon quart d'heure.

— Regarde. Ils sont incrustés dans les tissus. Autre pince de Dumont s'il vous plaît.

Je tends la main gauche, la pince claque dans mes doigts.

— Merci.

J'enlève un à un les fragments de nourriture.

— Donnez-moi les doigts, demandé-je à la panseuse.

— Elle n'est pas revenue, me répond Serge, le chirurgien qui opère avec moi.

Je l'appelle d'une voix forte.

— Mais qu'est-ce qu'elle fout ? Combien de temps de garrot ?

— Trois quarts d'heure, m'assure l'anesthésiste.

— Tu peux regarder où elle est, dis-je m'adressant à ce dernier.

Elle arrive à ce moment-là.

— Le moteur était à la stérile, dit-elle.

— Bon allons-y. Donnez-moi les doigts.

La petite boîte remplie de glace, dedans le sachet de plastique, à l'intérieur deux doigts qu'elle lâche sur la table, livides, blancs, cireux, tranchant avec le vert foncé des champs et l'éclat des instruments d'acier bien alignés. Les doigts sont tombés au hasard l'un à cheval sur un ciseau, l'autre sur une pince. Séparés de leur corps, ils ne sont plus que restes. On reconnaît à peine l'index de l'annulaire, les ongles sont peints en rose pâle. Elle est coquette.

— Tout va bien.

— Oui, oui, elle va bien. Bosse, il n'y a pas de problème, m'affirme l'anesthésiste.

Il faut enlever le vernis, je le gratte au bistouri pour ne pas employer de produits diluants toxiques. J'examine les tranches de section des deux doigts.

— Combien de temps de garrot ?

— Une heure cinq.

— Bon, lâchez le garrot.

— Garrot lâché, me répond la panseuse.

Je finis de préparer les doigts puis je m'apprête à les fixer à la main. Deux broches en croix perforant les deux extrémités osseuses permettront un amarrage solide.

— Moteur, préparez les mèches s'il vous plaît.

— Donnez-moi le majeur. Non pas celui-là, c'est l'autre doigt.

— La longueur est bonne ?

— Oui, elle est bonne.

— Tiens-le bien, comme ça.

— OK.

— Bouge pas, sinon je vais te percer, dis-je à mon aide.

— Comme ça ?

— Oui, comme ça.

La première broche est mise.

— Coupez.

La tenaille, la coupe.

— La deuxième.

— C'est OK.

— OK.

— Coupe la broche.

Les deux doigts pâles et la main rose de nouveau réunis. Le plus dur reste à faire, obtenir une nouvelle irrigation.

— Depuis combien de temps les doigts ont-ils été coupés ?

— Trois heures et quart environ.

— Ça va.

— Pince micro, porte-aiguille micro.

Les instruments claquent dans mes mains.

— Donnez une pince à mon aide, s'il vous plaît.

Les instruments sont tout petits, ils dérivent des outils d'horlogers. Fragiles, s'ils heurtent à peine un plan dur, leur pointe s'émousse et ils deviennent inefficaces.

Les yeux rivés sur la binoculaire, la suture de l'artère va commencer.

— Porte-aiguille d'OBrien, pince de Dumont, double-clamp vasculaire, demandé-je à l'instrumentiste.

Deux minuscules pinces réunies par une tige constituent ce clamp particulier qui maintient côte à côte les deux extrémités de l'artère tout en les bouchant.

— Mouille. Mouille plus que ça, voilà... Encore du sérum hépariné s'il vous plaît.

La suture se fait dans l'eau. Les vaisseaux et leur lumière sont beaucoup plus visibles en milieu hydrique. On s'arrange toujours pour faire une petite flaque où les vaisseaux à anastomoser trempent. L'aide, avec une seringue, asperge périodiquement le champ opératoire. L'héparine sert à éviter la coagulation du sang.

Toute notre énergie est concentrée dans ce petit faisceau de lumière. Le temps n'a plus de longueur. Pour le reste de l'équipe, garder son attention est difficile, le mouvement est infime, peu perçu par l'observateur et se passe dans l'obscurité. On pourrait croire que les opérateurs ne font rien.

— Fil dix centièmes.

L'instrumentiste ouvre un sachet et me tend sous le faisceau du microscope un fil enroulé autour d'un petit carton. À l'œil nu, on le distingue à peine.

Je vais fairc mon premier nœud.

Pour ne pas trembler, l'installation doit être confortable. Nous sommes assis, les coudes s'appuient sur la table, les mains aussi. J'ai pour habitude de me servir de l'annulaire, de l'auriculaire et de la paume comme trépied. Ainsi, bien calé, j'évite toute vibration.

Ma main droite tient l'aiguille dans sa pince. J'approche sa pointe avec douceur du bord sectionné de l'artère. La direction doit être perpendiculaire à la paroi. Je vise, impulse une pression infime, mais suffisante, pour perforer le tube de dehors en dedans. L'aiguille sort à peine dans la lumière. La pince de la main gauche la récupère et la bloque. Faire attention à ce qu'elle n'accroche pas la berge opposée, ce qui ruinerait tous mes efforts. Ma main droite la reprend alors et la sort de l'artère en décrivant la courbure de l'arc de cercle de l'aiguille pour ne pas agrandir son point d'entrée. Le fil est passé d'un côté.

— De l'eau, encore un peu d'eau. Lâche l'artère. Prends l'autre extrémité, merci.

La même manœuvre est effectuée de l'autre côté mais de dedans en dehors.

— Qui fait bouger le microscope ?

— Ah, pardon ! dit l'instrumentiste.

Être calme, ne pas tirer le fil trop vite, il pourrait sortir de l'artère et tout serait à recommencer. Qu'il paraît long ! Je dois le faire coulisser jusqu'à son extrémité.

Dans cette lutte contre la montre pour redonner vie à ce doigt, il faut prendre son temps. Le temps doit être gagné sur les gestes inutiles. Tout mouvement doit être efficace. Il n'est pas possible de traînasser, nous sommes pressés, mais la lenteur est notre adage.

La pince de Dumont prend le fil d'un côté de l'artère et fait une boucle autour du porte-aiguille qui saisit ensuite l'autre extrémité. Les instruments s'écartent en douceur afin de serrer le nœud ainsi formé. Deux autres viennent bloquer le premier. Il faut doser la pression pour ne pas être nocif.

— Ciseau pour l'aide, coupe Serge.

Il coupe le fil à un millimètre du nœud.

Les nœuds sont effectués ainsi l'un après l'autre.

Enfin, le dernier. Ne pas relâcher sa concentration. Le moment crucial arrive, constater si la circulation réapparaît dans le doigt.

Je lâche les clamps, l'artère se gonfle, le sang gicle, la suture fuit. Au travers du microscope, ce sont les chutes du Niagara. En réalité, simplement quelques gouttes. L'anastomose entre les deux artères n'est jamais imperméable au départ. Je place une petite compresse sur cette zone. Il ne faut ni s'inquiéter ni s'affoler, mais savoir attendre. Je me mets à tourner autour de la table opératoire sans dire un mot, tête basse. Quinze minutes avant de savoir si l'artère ne va pas se boucher. J'attends en ressassant tous les gestes de la suture. N'ai-je pas trop serré mon troisième point ?

— Mais arrête de tourner, va boire un jus, me dit l'anesthésiste, me sortant de ma torpeur.

Un quart d'heure est passé. J'interroge la panseuse :

— Vous avez préparé du sérum tiède ?

— Oui, il est là, dans la cupule.

Je soulève la compresse humectée de sang qui recouvre le doigt et nettoie la zone au sérum tiède.

Le doigt est rose de vie. J'appuie sur la pulpe, elle se décolore puis rosit instantanément, c'est le pouls capillaire. Sur l'ongle précédemment peint, c'est la même chose, le sang circule.

Soulagement, décompression. Tout le monde rit.

Rien n'est encore gagné pourtant car il faut anastomoser les veines, les nerfs, réparer les tendons et recommencer la même procédure pour l'autre doigt.

La suite se passe sans problème. L'opération se termine.

— Donnez-moi du fil, je vais fermer.

— Quinze centièmes.

— Oui, quinze centièmes.

— Porte-aiguille, pince à disséquer, macro.

Une trentaine de points sont noués.

Malheureusement, près de la paume, en face d'une des artères du majeur, les téguments manquent, sans doute emportés par le couteau électrique. La confection d'un lambeau n'est pas possible et je prélève un petit carré de peau dans une zone dissimulée de l'aine pour l'utiliser en greffe sur la zone manquante.

L'intervention est finie. On pourrait ne pas attacher d'importance à ce petit carré de peau d'un centimètre de côté, mais l'échec de la greffe serait synonyme d'échec d'intervention. En effet, les vaisseaux ne peuvent rester exposés à l'air sans s'infecter et se boucher et ce serait la mort du doigt.

Pour un petit carré de peau.

Jeune fille de la rue du Rocher, ta mère a-t-elle rapporté tes doigts dans un sac en plastique ?

Y a-t-il eu besoin d'un petit carré de peau ?

Et si tout avait bien marché mais que ce petit carré ait un peu glissé pendant la nuit...

Pour un petit carreau de peau.

Repère II

Il est onze heures, je planche encore sur le Rouvière. Les questions d'anatomie de l'internat sont longues et difficiles. J'étudie la parotide. La parotide est une glande salivaire située dans la joue. Est-il imaginable d'écrire autant sur une malheureuse glande ! Le nerf facial, la carotide, le canal de Stenon, je tourne les pages du livre. Les croquis de l'homme écorché m'aident à comprendre. La rédaction de chaque question doit être précise, claire, sans mot superflu. Bien sûr, il faut les préparer à l'avance puis les apprendre. Je rédige encore.

L'anatomie ne souffre pas la médiocrité. Un oubli peut valoir un zéro. Le corps est démonté, puis décrit dans ses moindres recoins. C'est comme si on décrivait une voiture en analysant chaque partie, de la plus petite à la plus grosse, et les positions de l'une par rapport à l'autre. La question idéale devrait permettre de reconstruire la voiture rien que par la description du texte, sans aucun schéma. Le capot de la voiture est ouvert, l'écorché, on lui a enlevé la peau et son œil me regarde. Je suis soûl de fatigue, depuis huit heures trente ce matin, je travaille. Ça fait un an et demi que ça dure, on s'habitue. Le concours de l'internat est une course de fond. Je ne crois pas que pour le réussir la faculté primordiale requise soit l'intelligence mais, par contre, la résistance est une qualité fondamentale.

Dans ma chambre, seule la lampe de bureau est allumée. Je ne me suis pas levé depuis que la nuit est tombée. Je suis grand aussi ai-je haussé les pieds de mon bureau de dix centimètres avec des cales en bois pour ne pas avoir mal au dos. Mon fauteuil sur roulettes me permet de glisser un peu quand je me récite les questions. En tissu de lin gris, j'ai fini par l'effilocher. Il est confortable. Quand on part pour aussi longtemps, autant prendre soin de son postérieur, c'est aussi important que les chaussures pour un athlète. Je porte toujours le même pantalon depuis un an et demi. C'est une sorte de fétiche. Il est complètement lustré, usé. Je suis très fier des deux trous aux fesses. C'est une sorte de quantification de mon travail, de preuve physique de l'effort intellectuel. Sur le bureau, j'ai scotché deux bandes de coton à l'emplacement de mes coudes afin de ne plus les égratigner. Le fauteuil effiloché, le pantalon troué, la tête de l'écorché, les coudes rembourrés, la mi-obscurité donnent une espèce de calme étrange à la pièce. C'est le moment où la moindre chose anormale, le moindre cri dans la rue peut vous faire frémir. C'est l'heure où l'on se demande si l'on est fatigué, s'il vaut mieux aller se coucher ou continuer, si ce sera mieux demain. Et puis on résiste, on continue, on ne sait pas si c'est bien. Et l'écorché veille.

À côté de ma lampe de bureau un crâne, la lumière le rend translucide et ressort par les orbites. On a l'impression qu'il est coiffé d'une petite calotte. En réalité, c'est le crâne qui est décalotté. Toute sa partie supérieure a été sciée de manière à voir l'intérieur. On peut la remettre en place comme un chapeau. Deux petits crochets latéraux fixés par une vis la maintiennent. Le crâne me regarde fixement. Je baisse les yeux et tombe sur ceux de l'écorché. Il semble vouloir me dire quelque chose. Cela m'est insupportable, je tourne la page et je tombe sur une autre image de lui, encore plus déshabillée. On voit ses os par endroits. Son œil me regarde d'un air réprobateur. Je mets les mains sur le livre pour ne plus voir, lève la tête, tombe de nouveau sur le crâne et ses dents. J'ai l'idée d'éteindre la lumière du bureau ou d'allumer celle du plafond, pourtant je ne le fais pas. J'ai envie d'entendre une voix familière mais j'ai le sentiment d'une plainte. Je ne sais plus où regarder. J'entends des cris, je vois d'autres visages. Ce crâne sur mon bureau, est-ce un homme ? Est-ce une femme ? On m'avait dit qu'on pouvait le savoir grâce à l'épaisseur des mastoïdes. Je regarde, il s'agit plutôt d'une femme, je n'en suis pas sûr. Mes mains sur les pages du Rouvière, je la regarde, elle a aimé, mangé, bu, sucé, ri, elle a fait l'amour, elle a dit je t'aime, on l'a sans doute caressée, longtemps. A-t-elle les cheveux longs et les yeux clairs ou est-elle brune aux yeux foncés ? Sa langue s'est mêlée à une autre langue, elle s'est brossé les dents. Aujourd'hui, elle a des dents en plastique. Un crâne avec des vraies dents coûte beaucoup plus cher, avec des dents plastique, trois cents francs, trois cents francs pour emporter toute une vie, trois cents francs et on part avec une tête sous le bras, on en fait ce qu'on veut, un lampadaire, un bidule pour faire peur aux copains, un peu d'apprentissage et le plus souvent, c'est peut-être encore pire, rien. Et ça se termine à la poubelle. Je continue à la regarder, elle est belle dans sa robe de mariée et je me sens mal à l'aise. Je n'ai pas l'impression qu'elle aurait consenti à continuer comme ça, elle en face de moi. Elle aurait peut-être préféré se reposer ailleurs. Comment est-elle morte ? Lui a-t-on demandé si elle voulait ? Pour un étudiant en médecine, avoir un crâne est une coutume, mais ai-je vraiment besoin d'elle ? Quel est son nom ? Parce qu'elle a un nom, un prénom aussi. Quand a-t-elle vécu ? Quand est-elle née ? Qui est sa mère, son père ? Boule dans le ventre. Qui est-elle ? Une grand-mère, je sais que ça n'est pas possible, une arrière-grand-mère, je ne pense pas non plus. Mais n'aurait-on pas pu les voler ? Quelle est l'origine de ces crânes ? Ce pourrait être aussi une arrière-arrière-cousine, une vieille tante, et puis, qu'est-ce que ça change ? Qu'est-ce que ça peut faire ? Comment ai-je pu pour trois cents francs ne pas voir ? Comment peut-on être à côté sans faire attention ? J'ai envie de lui expliquer mais je suis trop loin d'elle. Demain, quand je me réveillerai, je trouverai cela sans doute ridicule, pourtant c'est maintenant que j'ai raison.

D'autres images me viennent à l'esprit.

Ce cours d'anatomie, en première année. La rentrée dans l'amphi sans un mot, sans une parole du prof pour nous mettre en garde. Certains ont peur, certains sont excités, certains ne disent pas qu'ils ont peur, certains ne disent pas qu'ils sont excités. Des tables d'ardoise, de la taille d'un homme. Sur chaque table, un homme injecté de formol, le teint cireux. Quelques-uns sont dépecés, disséqués par endroits. Le prosecteur commence à nous faire son cours au tableau noir. Il y a des chaises devant les tables. Nous sommes une trentaine. Seules, trois tables sont libres de morts et vite occupées. Quelques étudiants ont poussé les pieds des cadavres pour y déposer leur feuille, j'écris sur mes genoux.

Je me rappelle aussi cette vieille dame dont j'ai disséqué le cou. Est-ce que cela m'a vraiment aidé dans mon intervention du lendemain, un curage cervical ? Je ne le pense pas vraiment. Les tissus imbibés de formol sont cartonnés. Rien à voir avec la beauté infinie du tissu vivant. Pour s'en rapprocher, il faudrait du cadavre frais comme disent les gens bien informés, sans cynisme, par habitude. Je n'ai disséqué un mort qu'une fois, cette fois-là, dans toute ma vie. On dit que pour être un bon médecin, et surtout pour être un bon chirurgien, il faut s'aider de cette pratique. Ce n'est pas mon avis. La dissection donne souvent une fausse sécurité. Je ne dis pas qu'elle est inutile. Si elle est impérative, il faut qu'elle soit entourée d'un cérémonial imposant le respect et accomplie avec compétence. Des personnes donnent leur corps à la science, encore faut-il que chaque millimètre de leur peau soit utilisé à bon escient.

L'écorché du Rouvière, ses yeux, la femme sur mon bureau, ses dents, la vieille dame dont j'ai disséqué le cou, les cinquante-quatre pieds de la salle de cours et tous les autres et d'autres encore hurlent de ne pas avoir voulu. Nous sommes aveugles, nous n'avons pas vu vos visages. Mais les cris sont de plus en plus forts. Je mets les mains à mes oreilles, l'écorché me regarde, je n'en peux plus, encore des cris, ma mère ouvre la porte de ma chambre.

— Chéri, je crois que tu devrais te coucher.

Ses cheveux, sa longue chevelure blonde, son visage plein de joues, sa bouche, ses yeux, son cou, elle a juste passé la tête, je la regarde, hébété.

Merci, merci maman, je t'aime, je t'aime tellement, sans savoir, tu sais. J'ai besoin de toi même si je ne te le dis jamais. Merci, merci, reste avec ta peau.

— Tu recommenceras demain, chéri. Va dormir.

Je ne réponds rien. Je t'aime.

Étudiant en médecine, à vingt ans, je n'ai pas encore eu de contacts directs avec la mort, quelques décès dans ma famille mais, enfant, on a bien pris la précaution de m'en éloigner le plus possible. Quant aux cadavres des salles d'anatomie, je les ai à peine regardés. Durant ma quatrième année d'études, je suis de garde en chirurgie. Mon idée fixe, celle d'à peu près tous les externes, est d'apprendre à coudre, à suturer. Faire une anesthésie locale, rentrer une aiguille dans de la chair et faire des nœuds me donne une certaine fierté. Une couturière ou un pêcheur réussiraient cependant bien mieux que moi.

La soirée n'a pas été très chargée, une entorse de cheville, une suspicion d'appendicite remise au lendemain, une plaie du cuir chevelu. J'ai été dîner en salle de garde puis je me suis couché — la chambre, un lavabo, un lit, une chaise, des graffitis, les bruits émoussés de l'hôpital. À trois heures du matin, le téléphone sonne. J'ouvre les yeux, sur le mur je découvre la ridicule petitesse du membre de mon patron, je descends un peu, Sylvie et Laurent se sont aimés follement et s'aimeront toujours, encore plus bas la directrice est une salope, à droite, mon interne est PD, à gauche, la surveillante est fasciste et je termine plus haut sur un petit homme au sexe démesuré enfournant une vache laitière à visage humain. Le téléphone continue de sonner, je me réveille vraiment.

— Allô, vous pourriez venir ? me demande la surveillante fasciste.

Je dors, comme la majorité des externes, en pyjama de bloc. Ces pyjamas sont très confortables et cela nous donne en plus une certaine importance, nous avons l'impression d'être de vrais chirurgiens. J'enfile mes chaussures, je mets ma blouse. À trois heures du matin, dans un hôpital, surtout quand on se réveille, tout est un peu irréel, surnaturel. On a l'impression de marcher dans du coton, d'être dans un nuage.

La surveillante m'informe :

— Il y a un constat de décès à faire, au troisième, en chirurgie.

Dans le service du patron à petite quéquette, me dis-je tout bas. Je réalise tout d'un coup : « Un constat de décès. »

Je n'en ai jamais fait. J'ai honte de réveiller l'interne. De toute façon, il ne se déplacerait pas. Je prends l'ascenseur, sur une des parois je lis qu'en réalité, c'est la surveillante qui est salope, et la directrice fasciste. Il fait sombre, dans les couloirs, seules les petites lampes à ras de terre éclairent le sol, je me dirige vers la salle de soins. L'infirmière est là. Brune, jeune, jolie, elle ne doit pas avoir vingt ans.

— La vingt-deux est morte, il faut faire un certificat.

Elle me tend une feuille bleue.

— Je vais aller la voir.

— Elle est morte, tu sais. Tiens, l'appareil à tension.

Je le prends, je vais dans la chambre, elle ne m'accompagne pas. J'en suis à la fois soulagé et angoissé.

Je vois une femme âgée, certainement plus de quatre-vingts ans, allongée sur le dos, le teint cireux, la bouche ouverte, les yeux fixés au plafond. J'ai envie de sortir. Elle est morte, c'est sûr mais une petite voix me suggère : « Et si elle était encore vivante, si l'infirmière s'était trompée... »

Je m'approche d'elle, je descends le drap qui la recouvre jusqu'aux épaules. Que faire ? On ne me l'a jamais dit ou, si on me l'a appris, je n'y ai porté aucune attention. Il est plus facile de laisser la mort au placard.

Je mets ma main devant sa bouche, elle ne respire pas. Je la pince d'abord doucement puis très fort, aucune réaction. Je prends son pouls, aucun pouls.

J'essaie de prendre sa tension mais ma tentative est dérisoire. Je n'ai jamais osé avouer que je n'y parvenais pas encore chez des patients en bonne santé. Comment constater chez elle que je n'entends rien alors que je n'ai jamais rien entendu chez personne ? Elle est morte, je remets le drap sur son corps. Je lui ferme les yeux. Pauvre femme, je ne sais même pas si elle a de la famille. Elle est morte seule dans un lit d'hôpital, sans amour, c'est toute une vie qui s'en va et je ne vois qu'une morte.

— Mais est-elle bien morte ?

Je redescends le drap, je repalpe le pouls, je la repince, je remets une main devant sa bouche. Oui, elle est morte. Je ne connais rien d'elle. J'ignore sa religion pourtant je ne peux m'empêcher de dire une prière, au cas où elle l'aurait voulu, sans préciser à quel Dieu.

Je remets le drap une deuxième fois sur son corps et je sors de la chambre. Je fais quelques pas.

— Mais est-elle bien morte ?

Je ne peux m'empêcher de revenir, un peu comme lorsqu'on doute d'avoir fermé sa porte à clef et qu'on part en vacances. L'enjeu n'est pas le même.

Je retourne dans la chambre, je redescends le drap, je remets ma main devant sa bouche, je la repince encore plus fort, c'est sûr, elle est morte. Je la recouvre une troisième fois puis je pars.

Je retrouve l'infirmière dans la salle de soins.

— Elle est morte, lui dis-je.

Ces paroles qui, pour moi, sont lourdes de conséquences ne la font pas réagir. La mort est déjà une habitude.

— Tu peux remplir le constat. Il y a le dossier à côté.

— Ah oui ! le dossier.

J'allais oublier de le consulter. Je démêle un fatras de radios et de papiers et je commence à lire un dossier bleu consignant les observations de l'externe, de l'interne, du chef de clinique. Le résumé de l'externe me montre qu'elle a eu la varicelle dans son jeune âge, une appendicite à trente ans et qu'elle a été très fatiguée ces derniers jours, constipée avant-hier. Le dernier mot laconique daté d'hier : « Va mieux. »

Heureusement, je trouve une conclusion de dossier du chef de clinique. Elle a été opérée d'un cancer de l'estomac, il y a sept ans, avec une métastase au foie, enlevée aussi. Le cancer s'est généralisé il y a un an.

Sur le constat de décès, il y a plusieurs rubriques :

— maladie ayant entraîné la mort,

— cause immédiate de la mort,

— la patiente est-elle contagieuse ?

À la première rubrique, je réponds facilement « cancer de l'estomac ».

À la deuxième, j'ai aussi envie de répondre « cancer de l'estomac », mais cela fait redite.

Je me décide alors à demander à l'infirmière :

— Que faut-il mettre ici ?

— Tu mets « arrêt cardiaque et respiratoire », c'est facile, on meurt toujours d'un arrêt cardiaque et respiratoire.

À la question la patiente est-elle contagieuse ? je réponds « non ».

Je tends le certificat à l'infirmière qui le range dans les papiers administratifs de la patiente.

— Bon, au revoir.

— Au revoir.

À ce moment-là, je vois sur la poche de sa blouse son nom, Sylvie. Peut-être est-ce la Sylvie qui aime Laurent.

Il est trois heures et demie, trente minutes se sont écoulées depuis l'appel de la surveillante, trente minutes qui m'ont paru des heures.

C'est le jour de ma première garde. Je viens d'être nommé interne des hôpitaux de Paris. J'ai choisi mon premier stage en chirurgie générale à l'hôpital Saint-Louis, et je vais avoir la responsabilité de toutes les urgences. Après deux ans derrière un bureau, le nez dans les bouquins, je n'ai pas de réelle expérience pratique. Sous ma direction : deux externes, deux étudiants en médecine en quatrième année qui, comme de coutume, examinent les patients, font les observations que je validerai par la suite. L'usage veut aussi, à tort ou à raison, que ce soient les externes qui suturent les plaies. Celles des mains font exception car les artères, nerfs, tendons, articulations, tous très superficiels, peuvent être touchés. Il serait dangereux de refermer la peau sans faire un bilan des dégâts sous-jacents. Cette exploration est ardue car les vaisseaux sont très petits et même en maîtrisant l'anatomie décrite dans les livres, il est difficile de s'y retrouver dans la réalité. C'est comme si on vous avait fait étudier avec précision la carte de l'Amazonie et qu'on vous lâchait brutalement dans sa jungle.

Une main blessée arrive. Sans même laisser le temps aux externes d'obéir aux consignes, l'infirmière appelle la personne dite compétente, l'interne.

L'interne c'est moi, en tout cas c'est gravé sur l'insigne agrafé à la pochette de ma blouse blanche, IHP : Interne des Hôpitaux de Paris, ce titre tellement désiré qui avait demandé tant de travail et tant de sacrifices. IHP, cela voulait dire que j'en avais plus dans la tête que l'externe, beaucoup plus, au moins deux ou trois dictionnaires. On aurait pu nous faire apprendre le Bottin, ç'aurait été presque pareil. L'internat juge la capacité au travail, la résistance au sacrifice, très peu l'intelligence, pas du tout les qualités humaines et en aucune manière l'habileté manuelle, bref peu des critères de sélection nécessaires pour faire un bon médecin et encore moins un bon chirurgien. Ensuite, toutes les voies sont ouvertes, même manchot, rien ne peut vous arrêter. Certains internes, rares heureusement, se trompent de carrière. Si on leur demande de tailler un crayon, ils le font à l'envers. On a beau essayer de leur faire comprendre qu'une orientation vers une spécialité moins manuelle serait plus heureuse, ils y sont réfractaires car lorsqu'on a réussi le concours de l'internat, et qu'on est IHP, si chirurgien on veut être, chirurgien on peut être. La plupart du temps, studieux, ils compensent par des connaissances livresques mais à un moment donné, les mains sont dans la barbaque, il faut agir. Et on a beau connaître le dictionnaire...

Dans la salle d'examen, la main est sous un champ, les deux externes autour, gantés.

— Est-ce qu'ils peuvent fermer ? m'interroge l'infirmière.

Pour elle, c'est un jour comme un autre, une question qu'elle a posée mille fois, une question qu'on me pose à moi pour la première fois. Je me retourne pour chercher l'interne, comme je l'ai tant fait auparavant. Mon regard tombe sur une glace au-dessus d'un lavabo. La glace renvoie l'image de mon insigne : IHP. L'interne c'est moi.

Cette constatation m'effraie. Je ne connais rien aux mains, j'ai beau tourner les pages de mon encyclopédie virtuelle, je n'y vois que de belles planches d'anatomie où les artères sont coloriées en rouge et les veines en bleu. En vérité, dans la plaie tout est rose et gris. Hier, j'étais encore externe, parfaitement incompétent et en droit de l'être. Aujourd'hui, interne, je dois tout savoir et pourtant, seul l'insigne de ma blouse a changé. J'ai très peur mais je ne dois pas le montrer pour ne pas être ridicule. Pour me donner un peu de prestance, je demande si l'anesthésie locale est faite. J'écarte les berges de la plaie et en examine le fond. Je crois ne rien voir. C'est sans doute bon signe.

Je me lève, enlève mes gants un peu comme au cinéma et lance : « Vous pouvez fermer. »

Ce jour-là, il est vrai, je n'ai vu que la main, je ne sais même plus si c'était une femme ou un homme. J'avais vraiment oublié sa tête.

Le temps a passé et je me suis quelque peu habitué à mon insigne. Un clochard est amené par la police, semicomateux. Il crache du sang, très peu. Je tente de l'interroger, de savoir s'il est alcoolique, en vain, son état de conscience ne le permet pas. Cet homme saigne sans doute de son estomac ou de son œsophage mais je dois le vérifier.

— Alors, tu l'admets ? me demande l'infirmière.

— Oui, je le prends. Il faut lui mettre une sonde gastrique.

Ce matin-là, le patron est en train d'opérer un foie difficile. Mon malade arrive dans le service vide de médecin. Pas de collègue interne, pas de chef de clinique, pas d'anesthésiste. Le chef de service opère et tout le monde est au « foie » avec lui.

Mon patient ne va pas très fort. Je fais ce que je peux, prise de tension, lavage gastrique, hémocultures, un peu trop d'examens complémentaires, sans doute. Malgré tout, je ne m'en sors pas, il s'enfonce. Lorsqu'on dit d'un malade qu'il s'enfonce, c'est que sa conscience s'éteint doucement, qu'il entre dans un coma de plus en plus profond pour mourir.

L'infirmière compétente a une sorte d'instinct. Elle reconnaît les malades qui vont mal, ceux qui ne vont pas passer la nuit. Celle-ci a pris sa température et fait sa pancarte, trente-sept, curieux. Consciencieuse, après avoir secoué plus fort le thermomètre pour faire descendre le mercure bien bas, elle recommence. Trente-six et quatre dixièmes, il est en hypothermie.

Piège fréquent, je suis tombé dedans. Secouer fort n'est pas inscrit dans le sacro-saint dictionnaire.

L'hypothermie est un signe inquiétant. Si une exposition au froid prolongée peut l'expliquer, certaines infections à germes très toxiques aussi. Je ne sais trop quoi faire. Devant mon désarroi, la surveillante me suggère de demander conseil à l'anesthésiste. J'ouvre à peine la porte du bloc et passe la tête. En cachette du patron, qui opère et profère, autoritaire, des ordres à son équipe, j'arrive tout de même à lui faire un signe discret. Il vient vers moi. En quelques mots, je lui résume tout bas l'histoire clinique. Il lance un regard à la surveillante qui lui confirme des yeux la gravité de la situation. Il faut qu'il se déplace. Quelques recommandations à l'infirmière anesthésiste sont données et il vient examiner mon patient.

L'affaire est vite démêlée. Le clochard souffre d'une grosse infection pulmonaire, le poumon est totalement blanc et il s'est refroidi doucement parce que c'est l'hiver.

— On ne peut pas le traiter ici, appelle le SAMU et envoie-le en réa, conclut l'anesthésiste qui retourne rapidement au bloc.

L'intervention se termine, le patron sort, furieux, et demande où je suis. La surveillante essaie de le calmer. Quand il voit le visage de mon patient, à l'évidence un clochard et à l'évidence en mauvais état, sa colère décuple. Il me reproche d'avoir accepté ce malade qui n'a rien à faire dans son service. L'esclandre est très bref puis il s'en va d'un pas vif.

Je suis très impressionné, c'est un patron et je suis seulement interne, j'ai aussi un grand sentiment d'injustice car je ne sais pas ce que j'ai fait de mal.

Aurait-il fallu que je refuse ce patient ? Je n'y comprends rien. Je réfléchis quelques minutes sans me faire à l'idée de laisser les choses en l'état. Sa réaction n'a, pour moi, aucun sens. Sans doute était-il fatigué après son intervention, si je m'explique avec lui, il comprendra.

La porte de son bureau est entrebâillée, je tape.

— Entrez. Qu'est-ce qu'il y a ? me demande-t-il sèchement.

— Excusez-moi, monsieur, c'est au sujet du patient de tout à l'heure, il était malade et je ne vois pas pourquoi il n'aurait pas fallu l'accepter.

En entendant cette phrase, sa colère resurgit. Il devient tout rouge, se lève, fonce vers moi, me bouscule, m'empoigne et s'écrie :

— Monsieur l'interne, sortez !

Dans un réflexe de défense, je le pousse vers son bureau pour me dégager. Il s'y étale et je pars en claquant la porte. C'est la catastrophe. Les infirmières et la surveillante ont tout entendu. Je passe devant elles sans rien dire, vidé. Je vais sûrement perdre mon titre d'interne si durement gagné. Si c'est ça la médecine, cela ne m'intéresse pas, à la poubelle les sept ans de médecine et les deux années et demi de travail forcené pour le concours.

Le lendemain, la porte du bureau du patron est grande

ouverte. Il est assis. Dès qu'il m'aperçoit, avant que je puisse proférer un mot, il s'adresse à moi :

— Bonjour, monsieur l'interne. Voici le tableau opératoire de la journée.

Je prends la feuille, surpris, faisant comme si de rien n'était. Je comprends qu'il veut me signifier que l'incident est clos.

Curieux patron.

Un homme très intelligent qui avait des travaux et des travers sérieux. Ses recherches étaient reconnues dans le monde entier. Certaines de ses idées étaient géniales. Elles avaient permis la mise au point de certaines techniques de transplantation d'organe et, indirectement, il avait sauvé d'innombrables vies.

Curieux patron.

Isolé, fâché avec beaucoup, il n'avait pas voulu faire de concession. Critiqué par la majorité de ses collègues, il avait sans doute une liste de titres et de travaux bien plus longue que la leur. Replié sur lui-même en France, ce qui, je pense, avait accentué ses excès, connu aux États-Unis, souvent des étrangers venaient visiter son service. Que pensaient-ils de ce personnage ? Nul n'est prophète en son pays et sans doute ne faut-il pas aller au pays des prophètes.

Curieux patron.

Misogyne, il appelait une femme une femelle, un sein une mamelle. Il expliquait que la meilleure manière de régler le problème du cancer des seins serait d'en faire l'ablation à toutes les femmes à la naissance. Pourtant, il avait une collaboratrice. Lorsqu'ils opéraient ensemble, chaque fois qu'il lui demandait de se servir de l'aspirateur, instrument qui sert à retirer les sérosités et le sang afin que le champ opératoire soit propre, au lieu de lui dire aspirez, il lui ordonnait :

— Sucez-moi.

Personne ne protestait et elle ne bronchait pas.

Curieux patron.

Mon collègue s'appelait G. Tout le semestre, il l'avait appelé monsieur Mimoun et moi monsieur Levy (qui était un de ses anciens internes). Pauvre Levy qui n'a jamais su, pauvre G. dont le nom n'a jamais existé dans la tête de ce patron.

Curieux patron.

J'ose à peine le dire, je ne le détestais pas. Il est très difficile de savoir pourquoi car j'avais toutes les raisons de le haïr. Je crois que tous les gens qui étaient sous ses ordres ressentaient la même chose que moi.

Curieux patron.

Cela peut paraître d'un autre temps et pourtant cela s'est passé il y a seulement un peu plus d'une dizaine d'années. Je ne l'ai jamais revu.

J'ai compris, un jour, la logique de la colère à propos du clochard.

Un petit tableau était collé derrière la porte du bureau. C'était la statistique des morts de son service, un bâtonnet de plus à chaque fois. Il en voulait le moins possible. C'est bien sûr notre vœu à tous mais pas au point de refuser dans son service des patients qui risquent d'y mourir. Aléa des statistiques sur le jugement d'un service, déviance de l'évaluation, le problème est plus que jamais d'actualité.

Quelques jours plus tard, mon clochard, après ses soins en réanimation, revint en pleine forme. Aucun commentaire ne fut fait. La porte du bureau n'eut pas à être fermée pour que ce curieux patron puisse mettre sur sa pancarte une barre supplémentaire.

L'expérience se construit sur des premiers patients, il y a même un premier patient. Tout chirurgien lui doit une fière chandelle. En réalité, c'est mon premier accouchement qui me fit le plus peur.

— Il est indispensable que tu fasses un stage en gynécologie, imagine-toi qu'une femme accouche et que tu sois seul, tu aurais l'air fin de ne pas pouvoir sortir le môme.

J'ai suivi ce conseil. C'est une spécialité terrible, avoir la responsabilité de l'enfant et de la mère, c'est quelque chose d'horriblement difficile.

Vers six heures du soir, je retrouve mon agrégé, en gabardine. Pourtant, il a pris la garde avec moi et me dit :

— Je pars à la campagne, si tu as un problème tu m'appelles.

La campagne est à quarante kilomètres, et je n'ose pas lui dire que c'est un gros problème. Les sages-femmes font la majorité des accouchements mais dès qu'il y a un forceps, elles appellent l'interne, qui, s'il est débordé, appelle le senior.

Cette nuit-là, l'une d'entre elles me réveille :

— Écoute, il ne sort pas, il faut mettre des forceps.

Je n'en avais jamais mis, seul. Je téléphone à l'agrégé.

— Vas-y, mets-les, me dit-il et il raccroche aussitôt.

En salle de travail, la sage-femme me tend les instruments de torture.

« Et si, en les plaçant, au lieu de prendre son crâne, je lui écrasais le visage », me dis-je.

La sage-femme est derrière moi, je ne la vois pas mais je sens son regard comme un jugement.

Avec mon index et mon majeur, je perçois le crâne du bébé, je place les forceps, je m'accroupis et doucement je tire sur l'instrument. « Quelle idée ai-je eu de choisir un stage de gynéco ? »

Je tire de plus en plus fort. L'enfant sort, la tête puis le corps. Je regarde son visage, il n'est pas blessé, mes forceps ne l'ont pas abîmé. Je suis soulagé, je coupe le cordon et j'accomplis la délivrance, fier de donner une réponse au regard de la sage-femme derrière moi.

L'enfant a pleuré et il est en parfaite santé. J'examine

alors le vagin de la femme. Catastrophe, c'est un périnée complet. Un périnée complet est une déchirure du vagin qui s'étend jusqu'au rectum. Je n'ose pas me retourner sur le regard de la sage-femme qui me questionne de nouveau. Je téléphone encore à l'agrégé qui me dit sans émotion : « Bon, amène-la au bloc et recouds-la », et il raccroche aussitôt. Avec beaucoup de soins, je la recouds pendant quatre heures. La femme et l'enfant se sont portés comme un charme, mais j'ai eu de la chance.

Je ne sais pas si on peut parler de chance pour mon premier candidat sérieux à la chirurgie.

À minuit, toute une famille arrive aux urgences, c'est, à l'évidence, le grand-père qui est malade. Il est vêtu d'un costume noir et d'une chemise blanche avec une cravate mince. Plus grand que son fils sur lequel il s'appuie car il a du mal à marcher, sec, les cheveux blancs, encore denses, il garde une certaine élégance.

Son fils plutôt rond, une couronne de cheveux châtains, a l'air inquiet et regarde son père. Le père calme regarde son fils. Son corps paraît souffrir mais son visage ne l'exprime pas. Une barbe naissante, il doit aller vers son destin et lui fait confiance.

À la vue de la scène, une infirmière plutôt potelée dans une blouse blanche plutôt étroite, laissant deviner quelques bourrelets, se précipite vers eux en proposant un brancard. Le fils du fils se dirige alors vers l'homme malade pour aider son père et l'infirmière à l'allonger dessus. Le visage de l'homme âgé se crispe pour la première fois. Le jeune homme est comme le grand-père, grand, sec, les joues plutôt creuses avec quelques poils. La ressemblance physique semble avoir sauté une génération, mais le regard des trois hommes a une étonnante similitude.

Deux femmes attendent, inquiètes elles aussi, le verdict. L'épouse et la fille.

Le grand-père a une indéniable importance dans cette famille.

La personne responsable des admissions entre dans la salle d'examen. Elle demande les papiers de Sécurité sociale et divers renseignements administratifs. Je sens le désarroi mêlé de haine du père. Il n'en a rien à faire de son numéro de « sécu ». Bien sûr qu'ils paieront ce qu'il faudra, c'est grave, il faut aller vite. Sa compagne accomplit les formalités.

Pendant ce temps, le père me raconte l'histoire de la maladie. L'homme âgé a eu mal à l'aine et a senti une grosseur. Discret, comme à son habitude, il n'en a pas parlé tout de suite.

— Vous savez, je pense qu'il a très mal sinon il n'aurait rien dit.

Il faut examiner l'homme, le déshabiller car il n'en a pas la force. Le père lui enlève sa veste, lui dénoue sa cravate puis dégrafe sa chemise. On voit que cela lui coûte de déshabiller son père, mais que doit penser l'homme âgé qui ne prononce pas un mot ?

Je lui dégrafe sa ceinture de cuir, lui ouvre son pantalon et sa braguette à boutons que je descends jusqu'à ses genoux. Il a encore ses chaussures noires lacées. L'infirmière les ôte. Je n'ose pas enlever sa grande culotte blanche qui m'aurait cependant permis de mieux l'examiner. Mes mains le palpent et trouvent une hernie inguinale étranglée. C'est un petit trou dans la sangle abdominale au niveau de l'aine où il s'insinue de l'intestin qui se tord en faisant une bosse sur la peau.

La striction génère une occlusion par arrêt des matières et empêche le sang d'irriguer ce segment de tube digestif. L'intervention est urgente.

— Vous croyez qu'on ne peut pas éviter l'intervention ? n'arrêtent pas de me demander les membres de sa famille.

— Et c'est vous qui allez opérer ? interroge la femme.

La question est déjà un jugement de valeur. J'ai vingt-quatre ans.

— Avec mon chef de clinique, ai-je répondu pour me faire plus vieux.

— Bon docteur, on vous fait confiance, mais faites pour le mieux. Faites comme si c'était votre grand-père.

Un lien s'est créé entre cette famille et moi. Le désarroi attise les sentiments. De la méfiance, le père est passé à l'affection, j'ai l'âge de son fils.

Le vieil homme, lui, ne parle pas, il suit son destin.

Tout de suite transporté au bloc, le fils lui tient la main jusqu'aux ascenseurs. La nuit, l'ambiance des blocs est différente, l'équipe est plus réduite. Il y a un silence supplémentaire. L'anesthésiste a décidé de lui faire une péridurale, il ne sera donc pas endormi complètement. Le malade est installé sur la table opératoire. Je badigeonne la zone malade à l'alcool iodé. La hernie est visible, elle fait une bosse. Je dispose des champs stériles autour et bientôt on ne voit plus que la boule dans le pli de l'aine illuminé par le Scialytique.

Lorsqu'un interne veut espérer opérer un patient, il faut, avant que le chirurgien senior soit complètement habillé, avoir tout préparé. C'est le cas, quand mon chef de clinique, une femme, entre dans la salle. Nous sommes chacun d'un côté du patient. Va-t-elle me laisser opérer ?

Ce serait ma première intervention, j'ai révisé la technique. Elle prend le bistouri, c'est foutu, c'est elle qui va intervenir puis, sans proférer un mot, elle me le tend enfin, par le manche, geste rituel, manière de dire à son interne : « À toi de faire. »

Heureux, puis tout de suite inquiet, je réalise qu'il va falloir oser couper. Couper de la peau qui vit. La plupart du temps, les jeunes opérateurs éraillent le derme mais ne vont pas assez profond.

— Allons appuie. Il faut aller jusqu'à la graisse, me dit-elle tandis que j'hésite.

De ma main gauche, entre le pouce et l'index, je tends la peau. Ma main droite tient le bistouri, l'index en avant comme un stylo pour plus de précision. Enfin, je vais passer à l'acte, aboutissement de toutes ces études. Être vraiment chirurgien ne dépend plus que de la distance entre ma lame et la hernie. Le bistouri s'approche doucement de la boule, vingt centimètres, dix, cinq, un, je vais couper.

La boule disparaît. La péridurale a détendu les muscles et l'intestin a pu réintégrer le ventre.

Plus de boule.

La lame est sur la peau. Je suis déconcerté.

Au bout d'un instant, je lève les yeux, mes mains sont restées dans la même position.

— Qu'est-ce que tu veux faire ? interroge mon chef de clinique.

— Quoi ? dis-je hésitant.

— Tu veux la faire quand même ?

Je suis terrassé par cette question. En fait, cela se discute vraiment mais, à cette époque, je ne le sais pas. Ne pas opérer fait bien entendu courir moins de risques au patient dans l'immédiat mais la récidive menace car la paroi n'est pas bouchée. J'ai les mots de la famille dans les oreilles : « Faites pour le mieux. Faites comme si c'était votre grand-père. »

C'est ma première intervention. Je balbutie :

— Non, non, on ne la fait pas.

Je ne sais pas si je suis soulagé ou triste...

L'anesthésiste acquiesce :

— Tu as raison.

Pendant tout ce temps-là, le vieil homme n'a pas dormi, simplement groggy, il n'a toujours rien dit.

Plusieurs semaines plus tard, une femme sonne à la porte de mes parents dont elle a trouvé l'adresse. C'est la belle-fille du grand-père. Elle leur remet un livre en les priant de me remercier.

Ce livre a une grande valeur pour moi, je le garderai toujours. Une fois par an environ, j'en relis des passages et je pense au vieil homme et à son destin.

Chaque décision, chaque mouvement, chaque parole change la vie d'un homme. La plupart du temps, on ne s'en rend pas compte. Ce jour-là allait être un jour qui allait tout changer pour moi.

J'ai un an d'internat, six mois de chirurgie générale et six mois de gynécologie obstétrique. Je dois choisir mon troisième stage, j'en ai encore six à faire. Le choix des services est un des moments cruciaux pour l'interne. Il doit concilier deux impératifs contradictoires, surtout en chirurgie, acquérir l'expérience la plus étendue possible afin de pouvoir faire face à toute situation inattendue, et recevoir une formation pointue pour maîtriser sa spécialité. Une fois qu'un corps est ouvert, un opérateur doit être capable de réparer la plaie accidentelle d'une artère, même s'il est chirurgien digestif, ou d'enlever un bout d'intestin pour un cancer de la vessie plus étendu que prévu, même s'il est urologue. Pas question de remettre au lendemain, et appeler une autre équipe n'est pas toujours possible. L'hyperspécialisation, image de la modernité et a priori facteur de progrès, n'a pas que du bon. Elle occulte l'imagination et paralyse dès que les chemins sortent des sentiers battus. Or, un bon chirurgien doit savoir faire face à l'imprévisible.

Le choix des stages se fait à Paris, rue du Fer-à-Moulin, au sixième étage. On passe par année de nomination et par classement au concours de l'internat. Le deux centième de la promotion de l'année 1989 choisira avant le troisième de 1988. De grandes listes sont affichées sur les murs où tous les services sont mentionnés avec le moment de leur choix.

Ainsi, on parle de service de première, deuxième ou troisième année dont l'intérêt est censé croître dans le même sens. Les internes ont mis au point un système de fiches en papier cartonné où ils peuvent donner des appréciations. Elles sont classées par hôpital. Chacun en remplit une et donne son avis. Tous ces renseignements sont supposés nous aider à effectuer une présélection. J'ai passé beaucoup de temps à faire le tri et j'aboutis à une liste démesurée. Je suis paumé. Les renseignements donnés sont parfois déconcertants, les concordances sont rares. On lit une fiche, deux fiches, content, puis la troisième donne un avis contraire et on ne sait plus que penser. Une autre technique m'a été conseillée. Elle consiste à téléphoner aux collègues dans les services même s'ils restent difficiles à joindre.

L'importance de ces avis est en fait toute relative, les bons services se connaissent mais certains vivent sur une bonne réputation, ancienne, en partie usurpée. La puissance du patron dans sa spécialité est souvent plus importante pour l'avenir d'une carrière que la qualité de son enseignement. De plus, les fiches peuvent être volées, truquées et les renseignements téléphoniques aussi. Lorsqu'il est dit du mal, c'est parfois pour éviter votre venue afin que vous ne rafliez pas le poste de chef visé par l'autre, et quand il est dit du bien cela peut être par peur des représailles d'un patron. Le choix est toujours un moment angoissant car chacun a ses services favoris, personne ne les avoue et tout le monde redoute qu'un autre n'occupe le poste avant vous. À l'époque, je ne me doutais pas de ces nuances.

Le grand jour arrive et je n'ai pas encore d'opinion claire. Debout devant les longues listes collées sur le mur, je suis presque paralysé. Les autres ont l'air si sûrs d'eux. Ils discutent, tranquilles, dans le couloir. J'ai l'impression qu'ils en connaissent tellement plus que moi. Tant pis, il faut bien choisir. Mais chaque fois que je jette mon dévolu sur un service, je le regrette immédiatement. Je n'arrive pas à me cantonner à une position stable. Dans moins d'une demi-heure, ce sera mon tour. Les uns après les autres, les internes énoncent leur choix dans une petite salle contiguë et ressortent, souriants. J'élimine de ma sélection trois ou quatre possibilités prises par d'autres. J'aimerais ne plus avoir le choix. À moins de deux minutes, je ne sais toujours pas. Je prends un crayon noir et le lâche sur ma liste. Il fait une petite marque à côté d'un nom : « Baux : Service de chirurgie plastique, reconstructrice et esthétique, centre des brûlés. »

Je n'ai pas le temps d'hésiter, on m'appelle :

— Quel service avez-vous choisi ?

— Service Baux.

— Baux à Rothschild ? me dit la femme

— Oui, oui, m'étranglé-je.

— Merci, au suivant.

J'ai laissé le hasard choisir et il va tout changer. Baux signifie pour moi un service mais ce sera bientôt un homme. Je suis soulagé, une pointe de crayon en une seconde a inscrit une petite marque...

— Tu vas où ? me demande un de mes collègues en sortant.

— Chez Baux.

— C'est quoi, « beau » ? me demande-t-il.

— Chirurgie plastique, esthétique et brûlures.

Encore une dernière carte à poser. Une autre, à la deuxième rangée, est un peu excentrée. Au moment où je la lâche, le château de cartes s'écroule.

La microchirurgie obéit au même principe. Sa difficulté réside non seulement dans la précision des gestes mais aussi dans l'accumulation des risques. Chaque temps doit être parfait, points de suture, serrage des clamps, section des artères et des veines, positionnement de la greffe, couverture du pédicule jusqu'au pansement, de même pour la surveillance postopératoire, le positionnement du patient, la température de la pièce, etc. Qu'un seul point laisse à désirer, même si c'est un sur mille, qu'il s'agisse d'un fil mal passé, d'un bandage trop serré ou d'une chambre trop froide, et l'intervention sera ratée dans sa totalité. Et c'est un doigt ou une main qui part au baquet, poubelle du chirurgien.

Ce principe du château de cartes rend l'apprentissage de la microchirurgie difficile. En chirurgie macroscopique, on peut guider un débutant, lui tenir la main et contrôler ses gestes. En microchirurgie, tout se fait sous binoculaire, un geste maladroit, quelques dixièmes de millimètres ou moins peuvent entraîner un dégât irrattrapable, la déchirure d'une minuscule artère par exemple, et l'échec de toute une intervention. Aussi ne peut-on se lancer chez l'homme qu'après un entraînement long et régulier. Malheureusement, seul l'animal le permet. Aucune autre méthode ne peut restituer les sensations de cette pratique.

J'ai donc décidé de passer mon diplôme de microchirurgie à l'école du Fer-à-Moulin. L'animal choisi est le rat. Nous leur suturons l'aorte ou la fémorale, transplantons le cœur ou un rein, réimplantons une patte... L'école est excellente grâce à la valeur des deux techniciennes qui y travaillent. Elles pratiquent les microsutures à une vitesse qui ferait rougir des chirurgiens confirmés, d'autant que chez le rat tout est encore plus petit, donc plus difficile, que chez l'homme. On dispose d'un rat et d'un microscope un après-midi par semaine.

Je suis pressé d'apprendre. S'entraîner une fois par semaine ne suffit certainement pas à acquérir la dextérité voulue. J'aimerais m'entraîner tous les jours. L'idéal serait d'avoir mon propre laboratoire.

Mon propre labo et pourquoi pas ? Pourquoi ne pas le

construire ? Mais où, avec quel matériel, avec quels animaux ?

L'idée fait son chemin. Elle ne me paraît pas extravagante, je connais bien les animaux dont les rats et construire un labo un peu comme l'atelier de mon père ne me fait pas peur.

Au septième étage, mes parents ont une chambre de bonne désaffectée et il n'est pas difficile de les persuader de me la prêter. Les microscopes opératoires valent très cher et c'est le premier écueil à résoudre. Je me renseigne du côté des horlogers. Ils utilisent en effet un matériel similaire pour monter les mécanismes des petites montres. La seule différence réside dans la focale de l'objectif plus courte qui rend la distance avec le champ opératoire étroite. Cet inconvénient gêne chez l'homme car le microscope ne doit pas toucher le malade ou les mains de l'opérateur. Chez l'animal, c'est beaucoup moins important. Leur prix est nettement plus abordable. Une paye d'interne permet son acquisition avec une petite lumière froide à fibre optique pour éclairer le champ opératoire. Le reste du mobilier est constitué d'une table opératoire fabriquée à partir de deux tréteaux et d'une planche de bois recouverte de liège, d'un tabouret et d'une lampe de bureau. Je me suis fabriqué également un petit laboratoire photographique avec un socle de macrophotos pour effectuer l'iconographie de mes rats. Il me manque des instruments. Je vais dans un magasin spécialisé après avoir fait une liste. Ce matériel de précision est aussi très onéreux et je dois réduire mes prétentions. J'ai prévu également du produit anesthésiant et des seringues. Je ressors quelques cages stockées depuis mon adolescence et je vais acheter trois rats sur les quais de la Seine, un paquet de nourriture et un sac de litière.

Je suis enfin prêt et, un soir à vingt heures, je décide de commencer. Les animaux gigotent dans la cage. Ils se sont déjà habitués à ma présence. Dès qu'ils m'aperçoivent, ils grattent les barreaux pour obtenir de la nourriture. Tout est en place quand je m'aperçois qu'il me manque les fils, ces fils plus fins que des cheveux, sertis d'une aiguille tout aussi minuscule, indispensables bien sûr. Déçu, j'arrête donc là ma première séance, vérifie que mes rats ont de l'eau à boire et je m'en vais en fermant à clef la porte de la chambre de bonne.

Le lendemain, je retourne à mon magasin spécialisé acheter des fils. Mauvaise surprise, ils sont hors de prix. Je pourrais tenir cinq ou six interventions, pas plus. L'investissement dans le laboratoire va-t-il être un échec ?

Je téléphone alors à une société vendant du matériel de suture pour demander le responsable scientifique. La chance est avec moi, j'arrive à obtenir un rendez-vous.

Monsieur Billweiss, vous me recevez plus d'une heure dans votre bureau, vous vous intéressez à mon entreprise, vous pourriez ne pas y croire. J'ai vingt-cinq ans, vous n'avez pas loin du double. Je vous décris mon labo et je vous explique mon problème. Vous froncez les sourcils, vous vous levez, vous allez à l'autre extrémité de la pièce, vous vous accroupissez pour porter la main au tiroir le plus bas d'une commode, vous en sortez une boîte et vous revenez à votre bureau après l'avoir posée devant vous. Dans la boîte, plusieurs cartons sont rangés avec aux deux extrémités deux petites bandes de silicone collées.

Billweiss est triste. Tandis qu'il me parle, il sort un des cartons, j'en analyse mieux le contenu. Sur ce silicone sont piquées plusieurs dizaines de micro-aiguilles serties à des fils infimes entourant le carton. Billweiss est désolé. Dans la boîte, il y a une vingtaine de cartons. Billweiss ne peut pas me procurer de fils. Ma gorge se serre. Billweiss peut-être obtiendrait-il un prix, dix pour cent environ, si des fils non stériles me conviennent. Ça reste trop cher, c'est foutu. Mais il ajoute en s'excusant :

— Je peux vous donner cette boîte, ce sont des fils qui présentent de petits défauts, impropres à la vente.

Mille fils, un trésor, du 9/0, 10/0 et du 11/0, du fil extrêmement fin, presque invisible à l'œil nu, et les défauts sans importance. Je balbutie :

— Je vous dois combien ?

Il a un petit sourire et me demande simplement de le mettre au courant de mes travaux, ce que je fais d'année en année jusqu'au moment où il prend sa retraite.

Les rats coûtent cher aussi et il faut trouver une solution. C'est simple, je n'ai qu'à les faire se reproduire. Une portée est d'environ huit à douze. Avec trois couples, leur nombre doit croître vite. Qu'à cela ne tienne, j'ai eu bien d'autres animaux plus difficiles à élever.

Tous les soirs, sans contrainte, je m'entraîne à la microchirurgie. Sans m'en rendre compte, je n'ai pas conscience d'une autre retombée positive. Le fait d'avoir un labo à sa disposition à l'heure où on le veut permet à l'imagination de s'exprimer en toute liberté. Quand j'ai une idée, dans l'instant j'essaye de la vérifier. Avoir la clef du labo, cela peut paraître insignifiant mais c'est très important. Quand on cherche, on a envie de mettre à exécution dans la minute et d'y rester jusqu'à trois heures du matin s'il le faut. Rien de pire que de se dire : je ne pourrai que la semaine prochaine. L'entrain s'enfuit, l'idée s'envole.

J'ai raconté l'aspect hygiénique, scientifique, propre de cette aventure, je n'ai pas parlé des odeurs.

Ça puait !

Parce que deux rats ont une portée de dix puis dix de cent et cent de mille, je commence certes par faire des économies. Cependant c'est vite l'affolement, l'emballement du système. Les odeurs aussi augmentent de manière exponentielle malgré le fréquent nettoyage des cages. Je parviens à isoler la porte pour que les effluves ne se répandent pas dans le couloir mais ma voisine a un chien. Chaque fois qu'elle rentre, il gratte à ma porte. Je fais le moins de bruit possible et finis par mettre un judas afin que personne dans le couloir ne puisse s'apercevoir du manège lors de mes sorties.

J'en suis à cent jeunes rats dans les cages, un bref calcul, une portée de plus et j'en aurai mille. La situation est urgente et je passe une soirée entière à séparer les mâles des femelles en évitant les morsures.

Les rats sont bien sûr endormis pour être opérés. Dans les laboratoires officiels, ils sont ensuite sacrifiés et je dois dire que pour les manipulatrices il est important de le faire avec le maximum de dignité et sans souffrance. La plupart des médecins sont un peu hypocrites dans ce domaine, par manque de courage. Bien souvent, ce ne sont pas eux qui sacrifient les animaux devenus inutiles pour leur recherche. Dans les congrès, ils parlent de matériel d'étude pour ces êtres vivants.

N'empêche qu'après mes interventions, mes rats se portent bien puisqu'ils n'ont aucune maladie et, comme je ne me suis pas résolu à les tuer, ils continuent tranquillement leur vie. Et un rat ça vit longtemps.

Naturellement à un moment donné, je suis débordé. Je ne peux pas garder éternellement les rats opérés. Ils sont en bonne santé et je décide de les relâcher dans la nature. Je fais plusieurs expéditions avec mon père, une expédition pour dix rats environ, la première au bois de Boulogne. Les rats sont mis dans une boîte en carton puis descendus discrètement à la tombée de la nuit. Nous cherchons l'endroit idéal, assez éloigné de la route pour qu'ils ne se fassent pas écraser.

— Là, il n'y a qu'à les mettre de l'autre côté du ruisseau pour les isoler de la voie, dis-je.

À l'ouverture du carton, les rats blancs ou bicolores, blanc et noir, mettent un certain temps à sortir. On dirait qu'ils n'aiment pas trop cette liberté. Certains viennent inexorablement vers nos chaussures. Ils se dispersent enfin. Nous reprenons le petit pont au-dessus du cours d'eau pour rejoindre la voiture. Mon père considère que les conditions au bois de Boulogne ne sont pas idéales aussi, lâchons-nous les autres rats en pleine campagne.

Je suis encore interne, ce sont les balbutiements des banques d'organes. Nous pouvons sauver des vies grâce à de la peau de donneurs, mais elle fait cruellement défaut. Une banque est en train de s'organiser dans l'hôpital voisin et nous devons être préleveurs.

C'est mon tour. Je n'ai jamais participé encore à ce type de séance. Un cadavre à prélever est annoncé. C'est la guigne. Ma matinée opératoire est foutue. Je dois attendre l'infirmier de la banque. Il arrive à Rothschild à neuf heures avec un seau muni d'un capuchon, une sorte de grosse Thermos avec une anse.

— On y va, on prend ma meule, on ira plus vite, je te ramènerai, me dit-il, me tutoyant d'emblée.

Il fait gris. Il me tend le seau qui se dandine au bout de sa main. Nous parcourons Paris, embouteillé, et arrivons à la morgue. Un garçon nous y accueille plutôt mal. En blouse grise, le dos voûté, il marche en boitant.

— C'est le 22, les ophtalmos sont déjà là, nous dit-il.

Il nous amène dans une salle sombre avec des grands tiroirs au mur. J'en déduis que les morts sont dedans. Au milieu de la pièce, sur une sorte de tréteau mais à même le sol, un mort, nu, gît. Près de sa tête, à genoux, une femme lui prélève les yeux. Si je pouvais, je partirais en courant mais tout le monde est si calme. L'atmosphère sombre, l'odeur du formol, le boiteux, qui est sans doute devenu complètement fou à côtoyer ses morts, regarde d'un œil réprobateur le spectacle qui en lui-même ne l'affecte pas. Ce sont ses morts, et on vient lui en voler des morceaux.

La femme à genoux, les yeux du mort, la verge au milieu de la pièce, lamentable.

L'homme était nu et personne ne s'en souciait.

— On y va, me dit l'infirmier préleveur.

Il ouvre une petite valise en aluminium style valise de photographe. À l'intérieur, quelques instruments, un dermatome électrique et un rasoir à prélever la peau. L'infirmier cherche une prise de courant. Il y en a une dans le coin de la pièce mais le fil est trop court. Il demande au garçon une rallonge. Ce dernier fait la moue sans bouger d'un poil. Il n'est pas disposé à nous faciliter la vie. Tant pis, on utilisera les rasoirs manuels. Les prélèvements doivent se faire dans les zones couvertes pour que rien ne se voie une fois le mort habillé. Le tronc et les cuisses sont les zones privilégiées.

— Vas-y. Moi, je conditionnerai la peau, dit l'infirmier qui me tend le dermatome dans une sorte de défi.

Pendant ce temps, la femme continue à prélever les yeux. Elle a fini son prélèvement à droite et l'a placé dans un petit bocal, un peu identique au nôtre en plus petit. Posé à gauche de la tête du mort, notre seau est posé à ses pieds. Nous sommes tous agenouillés mais pas pour prier.

Après avoir mis des gants, je prélève une première bande sur la cuisse droite par des longs mouvements de va-et-vient du rasoir. L'infirmier tend la peau pour m'aider, il a balancé le pénis qui le gêne de l'autre côté.

Lamentable pénis, l'homme était nu et personne ne s'en souciait.

Nous finissons en même temps que l'ophtalmologiste et nous partons avec chacun notre petit seau en aluminium sous le regard impassible du gardien des morts.

Au même moment, deux personnes arrivent. L'un d'entre eux tient un petit seau gris en aluminium. Le gardien leur dit : c'est le 22. Les plasticiens et les ophtalmologistes viennent de partir. Ce sont les orthopédistes qui viennent prélever des os.

L'homme était nu et personne ne s'en souciait.

Au retour, en moto, j'aperçois dans la rue une femme avec un seau. Je tressaille. Elle rentre dans une épicerie. Ouf, elle va faire ses courses.

Cette scène se passait il y a dix ans. Elle me fait vomir quand j'y pense, mais elle est vraie. On disait même qu'il fallait donner des pourboires au garçon de salle pour avoir les bons coups, c'est-à-dire les bons cadavres. Je ne sais pas si c'est vrai.

Actuellement, les conditions ont changé. Il existe une charte de bonne conduite. La peau prélevée sur un cadavre réfrigéré n'a pas beaucoup d'intérêt, les cellules étant déjà mortes. Les prélèvements se font maintenant sur des comas dépassés selon des règles strictes. On ne peut nier qu'il y a eu des abus. La présence d'un représentant du mort lors du prélèvement serait certainement la meilleure solution car, de l'autre côté, il y a une autre nécessité, celle de la lutte pour une vie et il est difficile de demander à la même personne de respecter les deux logiques, celle du défunt et celle du patient en sursis.

Peu à peu, en chirurgie réparatrice, je me familiarise avec la technique du lambeau. C'est un morceau de tissu comprenant la peau et la graisse que l'on déplace chez le patient d'une zone saine mais mineure à une zone malade où il est indispensable. Par exemple, une articulation ouverte est vouée à sa perte par infection si on ne peut la refermer, un vaisseau à l'air libre à se boucher si on ne peut l'enfouir. Or parfois, la peau entourant la plaie est si abîmée que ce n'est pas possible. Dans ces cas, la confection d'un lambeau est nécessaire pour apporter de la peau vivante et permettre la couverture. Sa caractéristique par rapport à une greffe est qu'il est plus épais, plus solide et, surtout, qu'il vit par lui-même par des vaisseaux qui l'alimentent. Il peut être contigu en jouant sur l'élasticité de la peau ou prélevé à distance. Dans ce cas, il faut le rebrancher sur d'autres vaisseaux par microchirurgie. Il peut être aussi musculaire ou musculo-cutané. Il utilise alors certains muscles comme les grands dorsaux qui n'ont qu'une importance fonctionnelle mineure et peuvent donc être prélevés pour être transplantés.

En milieu d'internat, je suis bien décidé à faire de la chirurgie plastique mais par curiosité je fais des stages très variés. En chirurgie vasculaire, je suis frappé par les nombreux moyens qui permettent de déboucher les grosses artères ou de les remplacer par des prothèses ou des veines comparés à la pauvreté, au manque d'efficacité des procédés pour les petites artères des jambes et des pieds. Ainsi dans certaines pathologies comme le diabète, où seuls ces petits vaisseaux sont atteints, l'amputation est parfois la seule solution car le sang ne parvient plus à l'extrémité du membre. Il pourrait être puisé dans une grosse artère au-dessus des petites (malades) et être amené au niveau du pied par une veine. Hélas, dans ces cas, il n'y a aucun endroit pour brancher la deuxième extrémité. Ce problème m'agace d'autant que je m'intéresse à la microchirurgie. Je ne peux me résoudre à cette impuissance. Le changement des artères microscopiques du pied est impératif. Comment faire ? Où trouver ce réservoir ? La réponse est simple en réalité, il suffit d'observer. La peau est remplie d'artérioles et de veinules et nous en avons à profusion, le muscle aussi. Il n'y a donc qu'à utiliser un lambeau. L'idée du lambeau « nourrisseur » est née, un morceau de peau pris dans une zone secondaire du corps sur laquelle on va brancher les vaisseaux. Il n'y a plus ensuite qu'à le poser sur le pied et attendre trois semaines que les connexions vasculaires se fassent pour obtenir une bonne irrigation.

Pour l'instant, mon idée n'est qu'une hypothèse et il faut la vérifier. Je n'aurais sans doute jamais pu le faire sans mon laboratoire expérimental. À vrai dire, je n'y crois pas trop. Quand on est jeune chercheur, si on espère on s'imagine mal qu'on puisse trouver. J'entame donc un protocole dont les résultats me surprennent. Malgré l'amputation et grâce au lambeau nourrisseur, la patte du rat reste bien vivante le jour même, le lendemain, le surlendemain et même deux mois plus tard. Je refais une deuxième fois l'expérience. Nouvelle réussite.

Que faire de ma découverte ? J'ai l'air fin avec mon idée et mes résultats trouvés dans une chambre de bonne. J'ai failli ne jamais en parler. Je prends mon courage à deux mains et décide d'aller en aviser mon patron. Je vais être ridicule, tant pis ! Il se moquera de moi et de mon laboratoire clandestin dont il ne soupçonne pas l'existence. Rendez-vous est pris à dix-neuf heures.

Je pars de chez moi, rue du Faubourg-Poissonnière, pour aller à l'hôpital Rothschild à la Nation, dans ma petite Autobianchi blanche. Le boulevard Voltaire est encombré et je prends du retard. Je n'arrête pas de me répéter les phrases que je dois lui dire, espérant ne pas avoir à lui dévoiler mon labo. Dix-neuf heures quinze, j'ai un quart d'heure de retard et je vais voir sa secrétaire. Ouf, il n'a pas fini de consulter ! Son bureau, qui n'a pourtant rien de grandiose, m'impressionne, c'est sans doute le fait d'être seul en face de lui. Il me fait asseoir dans le grand fauteuil en Skaï. Je répète les phrases soigneusement préparées dans ma voiture. Il m'écoute sans piper. J'attends un geste d'encouragement, un hochement de tête, rien. J'ai appris, depuis, à le connaître, il attend souvent plusieurs jours avant de donner un avis.

— Où as-tu fait ça ? me dit-il enfin.

C'était l'époque où il me tutoyait encore. Je ne peux esquiver la vérité et lui raconte l'épopée de mon labo artisanal. À la fin de mon récit, et à ma plus grande stupéfaction, il me dit :

— J'aimerais bien le voir.

Ma gorge se noue. Quoi, un grand patron se déplacerait pour aller dans mon petit labo artisanal ! Éventualité imprévue. Le rendez-vous est pris pour la semaine suivante à vingt et une heures. Je n'arrive pas à croire qu'il viendra, peut-être prétextera-t-il qu'il s'est perdu. À vingt et une heures trente toujours personne, ma supposition semble se confirmer. Quelques minutes plus tard, on tape à la porte, c'est lui.

Plusieurs jours après cette visite, il me demande de venir le voir.

— Ton truc est intéressant. Il faut que tu étoffes ton expérimentation. Tu devrais te présenter au concours de la Société de chirurgie plastique, reconstructrice et esthétique.

Il me guide et je suis ses conseils. J'obtiens ainsi le premier prix pour ce travail.

Plus tard, la mise au point de ce principe est un argument de poids dans ma nomination au titre de professeur. Sans ce patron, jamais cette idée n'aurait pu être divulguée, elle serait restée enfouie, pas d'inventeur sans promoteur, les deux ont leur importance. Combien de quiproquos, combien de batailles dans les équipes pour savoir à qui revient l'origine de l'idée.

J'écris l'article et le lui présente pour relecture. Je trouve un nom au procédé : « lambeau nourrisseur » tout simplement, parce que son rôle est d'alimenter le pied.

L'idée fait son chemin et je l'applique à l'homme avec succès. Les cas sont rares mais j'ai le plaisir de sauver de l'amputation plusieurs personnes.

Que vont dire les patients en apprenant qu'il s'agit d'une histoire de chambre de bonne ?

Dans les communications scientifiques, il est de bon ton de dire « nous » pour dire « je ». C'est une manière d'afficher une certaine modestie et de mettre en valeur l'équipe. Mais, dans certains cas, il y a nécessité à dire « je ». Quand les prises de position engagent et risquent d'être critiquées, quand le dogme est remis en question, la signature est obligatoire. Il vaut mieux encore paraître vaniteux qu'être accusé de lâcheté.

L'église est pleine. Le prêtre fait un médiocre sermon. Je n'y retrouve rien de l'homme dont il retrace la mémoire.

Dans l'assistance, les grands patrons sont là ainsi que beaucoup d'autres, des médecins, des infirmières, des directeurs d'hôpitaux, des secrétaires, des candidats mandarins, des qui auraient pu être, des aigris, des amers, des heureux, des fiers, des qui l'aimaient, des qui ne l'aimaient pas, des sans-grade, des inconnus, des étudiants, des patients peut-être.

Ont-ils oublié pour un moment leurs luttes intestines ? Ont-ils oublié devant la mort les ambitions futiles, les combats inutiles ?

Les visages sont austères et on s'interdit de sourire. La tradition protestante veut que le fils prenne la parole. Il monte à l'autel. Il est digne. Son discours est sobre, monocorde. « Être médecin ou être malade, il faut choisir. » C'était la maxime du maître du mort qu'il avait reprise à son compte. Un fils, un maître, un père, une curieuse alchimie, le fils n'est pas l'élève, le père n'est pas le maître. Le fils termine sur le rire si caractéristique de son père. Les yeux se mouillent dans la salle. Un sanglot presque insoupçonnable le dévoile. Un sanglot pour décrire un rire qu'on n'écrit pas. Puis la prière s'élève avec l'orgue. Peu en importe le sens. Ainsi soit-il ; ils font le signe de croix. Beaucoup d'entre eux ont oublié qu'ils ne croyaient pas.

Le défunt s'en va, sa famille le suit. Nous nous levons ensuite pour partir. L'attente est longue car les gens signent le cahier témoin de leur passage. Dans la file, les inévitables discussions viennent et résonnent comme une rengaine. La rengaine des vivants :

— Depuis quand était-il malade ?

— A-t-il beaucoup souffert ?

— Qui va reprendre son service ?

— Il y en a beaucoup qui y sont passés, à la fac, chez les fumeurs cette année.

Je signe. La foule est rassemblée dans la rue. Le cortège funéraire passe. De loin, j'aperçois la veuve qui sourit un instant.

La correction du nez, la rhinoplastie en terme médical, est considérée comme une des chirurgies esthétiques les plus nobles car la plus difficile et la plus ambitieuse. Elle est magique aussi car elle ne laisse dans la plupart des cas aucune cicatrice. Tout se fait de l'intérieur, elle est, pour cette raison, très difficile à apprendre même si on côtoie longtemps un spécialiste. On le voit bouger les mains, introduire des instruments dans les narines mais ce sont les yeux au bout des doigts qui travaillent et l'autre ne peut rien voir.

Je suis un jeune chirurgien et une femme vient me consulter pour son nez. Je suis impressionné et heureux à la fois car c'est « mon » premier nez.

Elle est brune, le nez busqué, la pointe tombe un peu sur sa lèvre et, quand elle rit, on a l'impression qu'il rentre dans sa bouche. Au premier coup d'œil, j'estime que l'indication est bonne. Je reste presque une heure avec elle en lui expliquant la méthode, la durée d'hospitalisation, le plâtre, les ecchymoses. J'ai parlé beaucoup, elle n'a dit que quelques mots. Consciencieusement, je lui propose une deuxième consultation afin de la revoir avec des photos pour définir la forme exacte de son futur nez. La femme me remercie et sort sans sourire.

Va-t-elle revenir ? Aura-t-elle confiance en moi ? j'ai tellement envie de faire un nez.

Quelque temps plus tard, elle est là. Vêtue de noir comme la première fois, elle s'assied en face de moi et me tend les photos dans une pochette blanche avec des radiographies. Je vérifie d'abord le squelette osseux sur les radios, pas de problème. J'étale les photographies sur le bureau. Elles sont professionnelles, grand format, en noir et blanc sur papier mat. En général, il y a la face, les deux profils, une vue de dessous, et souvent les deux trois-quarts. J'examine avec attention les photos. En réalité, je connais déjà son nez par cœur. J'y ai tellement pensé pendant ces quinze jours.

La femme au nez qui rentre dans sa bouche ne dit pas un mot.

— Bien, je vais vous montrer ce que l'on peut faire.

Je prends un crayon à papier gras. De face, on ne peut se faire une idée exacte, il faut assombrir ce que seront les nouvelles zones d'ombre. De profil, j'efface la bosse et diminue la pointe. Comme le fond de la photo est noir, le résultat apparaît plus réaliste. Je m'aperçois sur ce document qu'elle a une rétrogénie, un menton trop en arrière qui accentue l'aspect imposant de son nez. Il convient donc de l'avancer un peu pour rééquilibrer l'ensemble du visage.

— Voilà madame, c'est une esquisse. Si vous voulez avoir un bon résultat, je pense qu'il faut également corriger le menton, l'avancer un peu. Regardez.

Elle regarde longtemps avec attention, lève enfin la tête et met le nez dans sa bouche pour un sourire en forme d'acquiescement.

Au secrétariat, elle prend un rendez-vous opératoire. Je suis fou de joie, j'ai enfin un nez. Je discute avec mes collègues de l'aspect artistique et technique. J'en parle à mes amis. J'épingle les photos dans mon bureau afin de mieux m'en imprégner. La femme au nez remplit mon univers pour un temps.

Le jour de l'intervention arrive. J'ai bien révisé la veille la technique dans les livres. Cela paraît curieux qu'un chirurgien puisse réviser une technique chirurgicale dans un livre mais, au début, cela arrive souvent.

La patiente est endormie. J'ai badigeonné son visage avec un antiseptique incolore. Des champs stériles posés sur son corps et entourés à la manière d'un fichu autour de sa tête masquent ses cheveux. Couchés, les gens ont un autre visage. C'est la raison pour laquelle il faut les examiner debout la veille. Les instruments brillants s'étalent sur la table, bien rangés. Très spéciaux pour la rhinoplastie, ils ont des formes bizarres. Chacun est conçu pour un geste particulier. Je vais couper, râper, réduire.

Une fois le trac du début dissipé, l'opération avance sans angoisse particulière. Le nez est terminé. Je le regarde de face puis de profil, je le modèle un peu avec mes doigts puis le réexamine, c'est parfait. Pour le menton, il n'y a aucun problème non plus. Je compare le résultat obtenu à celui esquissé sur les photos. J'ai atteint un bon niveau de ressemblance. Content et fier, je moule le plâtre au visage.

J'ai fait « mon » premier nez.

Le lendemain, je fais part de mon contentement à la patiente.

— Je vous reverrai dans dix jours pour l'ablation du plâtre.

L'ablation du plâtre est un geste magique dont je ne me lasserai jamais. C'est comme une surprise chaque fois avec un petit pincement au cœur pour le chirurgien et un grand pour le patient. Certains ne veulent même pas se regarder dans une glace le jour même. Se voir avec un nouveau visage n'est pas simple.

Les dix jours passent et j'enlève le plâtre avec le pansement du menton, c'est parfait. Il y a encore quelques bleus, le visage n'est que modérément gonflé. On aurait pu avoir pire. Je suis heureux. Je lui commente l'intervention en détail pendant une demi-heure.

La femme ne peut plus mettre le nez dans sa bouche. Je ne crois pas lui avoir beaucoup laissé la parole et je ne me rappelle plus si elle m'a souri.

Un mois plus tard, l'œdème s'est résorbé, le résultat est impeccable, la comparaison des photos et prospectives, spectaculaire. Elle est vraiment transformée. Pour une première fois, c'est un coup de maître. Je lui exprime à nouveau ma joie.

Je me rappelle maintenant qu'elle est partie sans rien dire. Je ne sais pas si elle n'a pas osé parler ou si elle n'a pas pu.

Le temps passe. Un an plus tard, environ, mon patron demande à me voir dans l'après-midi.

— Vous savez, me dit-il, une patiente à vous est venue me voir.

— Ah bon ! Laquelle monsieur ?

— Mme D.

— Bien sûr, monsieur, je vous en ai parlé, vous vous rappelez, c'est « mon » premier nez. Ce résultat fabuleux. Je vous ai même montré les photos. Mais pourquoi est-elle revenue vous voir ?

Il est gêné puis se décide à me répondre :

— Elle n'est pas contente.

— Ce n'est pas possible, le résultat est formidable.

— Oui, mais elle n'est pas contente, insiste-t-il.

— Pourquoi, le nez s'est déformé ?

— Non, non, il n'y a aucun problème.

— Mais alors ?

— Alors, elle veut redevenir comme avant.
— Redevenir comme avant, répété-je incrédule.
— Oui, redevenir comme avant.

Un jour, un médecin m'expose une de ses idées. C'est un homme assez embrouillé. Ses concepts sont souvent intéressants mais le moins qu'on puisse dire est qu'il a du mal à les exposer avec clarté. Il faut savoir l'écouter et faire le tri. Une idée en appelle une autre. Elles se chevauchent, s'emmêlent, s'excluent. Il en sort un peu, beaucoup, ou rien du tout. Sa crédibilité auprès des autres membres de l'équipe est affaiblie par cette particularité. Certains ne l'écoutent pas quand il parle. Il n'en semble jamais affecté. S'il n'était pas embrouillé, il n'aurait peut-être pas d'idées. Il est vrai que moins on a, plus il est plus facile de ranger.

Manifestement, il croit très fort à sa dernière trouvaille et met beaucoup de ferveur à me convaincre. Malheureusement, son enthousiasme est inversement proportionnel à la limpidité de son discours. Je finis avec effort par le comprendre. L'idée est excellente et les champs d'application sont multiples. Je propose qu'il mette par écrit son hypothèse pour démarrer les vérifications expérimentales. Nous partons chacun de notre côté, contents, lui de m'avoir convaincu, moi de ce nouveau domaine de recherche pour le service. Toute la nuit, cette idée m'obsède, j'imagine déjà des protocoles expérimentaux et certaines applications possibles. Je griffonne le soir même quelques remarques pour les soumettre à l'inventeur.

Le lendemain, comme je le lui ai demandé, il me tend quelques feuilles écrites à la main où il détaille son principe. Pris par mes occupations quotidiennes, je ne les lis que tard le soir. Quelle n'est pas ma surprise quand je m'aperçois que l'idée qu'il défend n'a rien à voir avec celle que j'ai cru comprendre la veille. Mes efforts d'hier pour le déchiffrer sans le vexer m'avaient amené à une idée qui n'avait rien à voir avec la sienne.

À qui appartient l'idée ? À qui appartient cette idée dont j'ai griffonné quelques bribes sur un morceau de papier ?

Certainement pas à lui, il ne peut même en soupçonner l'existence. Sûrement pas à moi, il me l'a expliquée la veille.

Cette idée est entre nous deux, entre nous deux mais pas à nous deux. Elle est ailleurs. Fruit de l'interaction entre deux hommes, elle n'appartient à personne.

L'idée peut donc surgir de nulle part.

Insaisissable, mais toujours la même, la limite sépare des objets qui peuvent être très différents.

La limite entre le « connaissable » et l'« inconnaissable », entre ce qui peut être compris et ce qui ne sera jamais accessible à l'esprit humain, entre ce qui peut être démontré et ce qui ne le pourra jamais, même par l'abstraction, est la plus fascinante, la plus frustrante aussi. Pourtant l'« inconnaissable » existe-t-il vraiment ? Y a-t-il un savoir auquel nous ne pourrons jamais accéder ? Il nous faut admettre que nous n'avons que nos yeux pour voir, notre cerveau pour penser. Les abeilles perçoivent certaines couleurs que nous ne discernons pas et rien ne pourra nous faire ressentir ces couleurs, les aimer même si nous savons qu'elles existent. Nous errons sur la route sans fin de la connaissance tandis que, sur les côtés, le paysage nous est interdit. Les bords de cette voie définissent la limite entre l'accessible à notre savoir et ce qui ne le sera jamais. L'intéressant est d'essayer de s'en rapprocher le plus possible. Les astronomes savent que la zone la plus visible de la lune, celle où on distingue le plus les reliefs, est entre la zone d'ombre et la zone éclairée. Ces parties intermédiaires sont passionnantes. L'inconnaissable peut y envoyer quelques reflets et c'est ce que nous nous acharnons à percevoir dans une lutte perdue par avance.

La limite entre le su et le « à-découvrir » est variable car tout, par définition, dans le connaissable est accessible, ce n'est qu'une question de volonté, de hasard et de temps. L'homme dispose des outils utiles à cette compréhension. Si cette limite avance elle recule aussi car le savoir n'est pas toujours transmis.

La limite entre le permis et l'interdit est une frontière que s'impose l'homme pour ne pas aller plus loin alors qu'il en aurait immédiatement la possibilité. C'est une norme qui n'a de sens que par le fait qu'il sait qu'il peut la transgresser. Variable selon les cultures, les individus, elle tend souvent à reculer en grignotant l'interdit. Le problème a été résolu en circulation routière dans l'interprétation des feux de signalisation. Au vert on passe, au rouge on s'arrête. Mais il existe un moment où l'automobiliste ne peut plus immobiliser son véhicule quand il est engagé. La difficulté a été contournée par l'invention de l'orange où il est interdit de passer. On ne sait pas où est la limite, donc on prend un espace de sécurité. Au feu orange, le feu est rouge.

À ma visite, une main avec une plaie.

Je demande le dossier. Un de mes collaborateurs l'a opérée.

Titre du compte rendu opératoire : « Section des tendons fléchisseurs au poignet gauche par tentative d'autolyse. »

Autolyse, terme médical pour dire suicide.

— Elle va bien, me dit-on.

— Qui ?

Je lève la tête et je vois un visage.

— Est-ce qu'on s'est intéressé à sa TS ? questionné-je avec discrétion, pour ne pas dire devant elle tentative de suicide.

Mais la patiente n'est pas dupe malgré les mots codés et me répond :

— Docteur, on m'a soignée comme un organe !

La technique était parfaite mais le chirurgien avait oublié sa tête.

Onde

Faire des ronds dans l'eau...

Laisse-moi devenir un poisson dans un aquarium,
Dans l'eau chaude, je sens ma peau,
Comme un corail mou, j'ondule et je danse,
La nuit, les rochers m'angoissent et je m'y cache.

Un centre de brûlés est comme un volumineux aquarium, l'atmosphère y est chaude et humide, les conditions y sont extrêmes, rudes, difficiles. Mieux vaut avoir quelques prédispositions, aimer l'eau et la chaleur. Les brûlés sont, pour la plupart, immergés dans de grandes baignoires, l'eau contre le feu. C'est peut-être pour cela que j'ai été attiré par cette spécialité. L'eau a une importance considérable en chirurgie. Nous sommes constamment en train de laver les champs opératoires. Les gens pensent que l'important est de désinfecter, ils vous demandent toujours quel est le meilleur antiseptique. Faut-il désinfecter la crasse ? La meilleure arme contre l'infection est le lavage à l'eau et au savon. Les gens n'osent pas ou vous regardent d'un air méfiant.

Vous allez voir un spécialiste et il vous dit : « Lavez-vous à l'eau et au savon. » On attendait plus, on attendait mieux, le remède miracle, la pommade providentielle, une ordonnance plus longue.

— Eau et savon de Marseille.

— Autour de la plaie, docteur.

— Non, sur la plaie. Prenez un gant et lavez-vous.

— Je mets un plastique pour ne pas que ma brûlure se mouille ?

— Non, non, rentrez tout entier dans la baignoire et lavez la blessure comme le reste. Il n'y a aucune raison pour que seule cette zone reste sale.

On voit tous les jours à nos consultations des situations paradoxales de personnes propres faisant tout pour éviter de laver leur lésion. Je n'ose pas imaginer les contorsions qu'elles doivent faire pour empêcher qu'une goutte y parvienne. Ils se présentent à nous décrassés de partout, sauf à l'endroit qui en a le plus besoin, la plaie.

Baignez-la dans l'eau et dans l'eau du robinet, s'il vous plaît. Point besoin de sérum physiologique ou d'eau bouillie, tout ira bien. Baignez-la longtemps, baignez-la souvent. Combien de plaies non cicatrisées depuis des mois se sont fermées après quelques bonnes douches. De l'eau, de l'eau et du savon. Vous avez une égratignure, de l'eau. Vous avez une plaie, de l'eau. Vous avez une brûlure, de l'eau froide encore et très vite, sur le lieu même de l'accident pour éviter l'approfondissement.

J'aime l'eau car l'eau est la vie. J'aime l'eau et tout ce qu'elle contient. Les poissons car ils ne jugent pas. Je m'intéresse à eux depuis mon plus jeune âge. Cousteau me fascinait et, au moment du baccalauréat, ma vocation avait bien failli basculer vers l'océanographie. À l'époque où tout le monde pensait « choix d'un système politique », je pensais « protection de la nature », « protection de l'eau » et je n'arrivais pas à comprendre comment on pouvait croire que ce n'était pas la priorité absolue.

Dans le hall de mon service, j'ai mis un grand aquarium. Son effet thérapeutique est évident. Ses alentours sont un lieu de rencontre. Le personnel comme les malades sont apaisés. Ils le regardent, observent ses changements d'un jour à l'autre, s'inquiètent pour les poissons qui leur paraissent fatigués. Les patients qui restent longtemps aiment s'en occuper. L'effet est spectaculaire sur certains malades âgés qui font l'effort de se lever pour aller le contempler. Pour moi, cet aquarium affirme la vie à l'hôpital sans qu'il soit besoin de le dire. Les patients gravement atteints héritent d'une sensibilité très aiguë à la souffrance de toutes sortes d'êtres, animal ou plante, comme si leur vie en péril leur permettait de percevoir des ondes auxquelles nous sommes la plupart du temps parfaitement insensibles.

Les surveillantes ont sorti une grande plante verte de la salle de staff en travaux pour la mettre dans le couloir du service où n'arrive pas la lumière du jour. La plante commence à mourir.

Un patient vient vers moi. Cet homme a eu un sein enlevé pour cancer. Il est revenu pour une reconstruction mammaire, oui, une reconstruction chez un homme. Pourquoi un homme ne pourrait-il pas revendiquer ses seins, ses mamelons ?

Durant l'intervention, j'ai malheureusement trouvé des ganglions suspects au niveau du pédicule vasculaire du lambeau de muscle grand dorsal qui aurait dû servir à la réparation. Après l'examen extemporané qui a confirmé mes craintes, je me suis contenté d'enlever tous les ganglions métastasés. Dans ces conditions, en effet, impossible de réaliser le projet de reconstruction.

Il est difficile d'annoncer à un patient qui vient pour une chirurgie d'addition qu'on a encore « enlevé » pour une rechute locale. J'essaye de le rassurer car, dans un sens, sans cette intervention, nous aurions découvert la récidive avec retard, et nous l'aurions moins bien traité. Une bonne mauvaise nouvelle en somme ! Je l'informe de ma demande d'avis au cancérologue sur un éventuel traitement chimiothérapique complémentaire. Il vit dans l'attente de ce verdict.

Un dimanche après-midi, je le rencontre avec sa femme et sa fille dans le couloir. Il vient spontanément vers moi :

— Docteur, ça va mieux avec les médicaments.

Je lui ai prescrit des calmants.

— Oui, avec le temps, les choses iront bien.

Puis il me prend par la main, se dirige vers la grande plante verte et constate :

— Elle est en train de mourir, c'est dommage !

Il la regarde d'un air tendre, lève une de ses grandes feuilles jaunie, essaye de l'accrocher à une autre comme pour la réanimer mais elle retombe lamentablement.

La mélancolie est dans la fleur, la mélancolie est dans son visage.

— Elle manque de lumière, me dit-il, puis il m'aide à la pousser pour la remettre dans la salle de staff plus éclairée.

— Le chimiothérapeute, c'est demain, lui dis-je.

— Oui, je vais les engueuler car ils n'ont pas vu les ganglions.

— Non, ils ne pouvaient pas les voir, ils étaient trop petits. Seule l'intervention l'a permis. Dans le mauvais, il y a du bon.

— Peut-être, peut-être mais regardez en bas, elle commence à reprendre, n'oubliez pas de l'arroser.

Elle a vingt-deux ans.

— Je viens pour ma culotte de cheval sur laquelle je fais une fixation, affirme-t-elle.

Ses yeux sont très clairs, presque transparents, un petit peu ocre au centre. Elle est habillée avec une robe noire, légèrement décolletée. Sa peau est très blanche, ses cheveux bruns avec de légers reflets roux. Une cicatrice lui barre la lèvre et le menton mais, assez fine, elle se voit peu. Dans son dos, sur son épaule gauche, dépasse de la bretelle noire de sa robe l'aile d'une chauve-souris noire tatouée. Elle porte deux boucles d'oreilles en argent, chacune de ses deux boucles représente deux poissons cambrés dont la tête et la queue sont accolées. L'ensemble donne l'impression d'une pince de crabe. Sur sa culotte, derrière l'élastique, à droite, elle a un poisson rouge et bleu.

L'eau atténue les chocs, amortit les sons, c'est comme un autre monde, plus doux, sans cri. J'ai horreur du bruit au bloc opératoire, froissement de papiers, manipulation brutale d'instruments, paroles à vive voix. Certains chirurgiens mettent de la musique, moi, je préfère le silence. Le bloc est un aquarium et je suis dans cet aquarium où tous les sons doivent être émoussés. Quel plaisir de rentrer dans la mer, un masque sur les yeux. Immerger sa tête et, d'un seul coup, d'un seul, découvrir une autre dimension. La microchirurgie me rappelle ces plaisirs. La salle d'opération doit être obscure. On éteint le Scialytique, seule la lumière de la fibre optique trace un rayon, éclairant la zone blessée. L'opérateur ajuste sa binoculaire et règle chaque objectif comme il adapterait son masque. L'aide en face de lui, avec un matériel identique, se plie à la même procédure. La chirurgie sous microscope c'est comme la plongée sous-marine. Il vaut mieux toujours être deux. La vision est d'abord floue. Deux pédales permettent de régler la mise au point et le degré d'agrandissement. Un paysage inattendu s'offre à nos yeux. Celui du tout-petit. Les couleurs sont douces, dans des roses et oranges pâles aux nuances subtiles. Les formes sont régulières, c'est peut-être le plus étonnant. La dysharmonie apparente des éléments dans la vision à l'œil nu contraste avec leur agencement subtil dans la vue à un plus fort grossissement. C'est une limite repoussée avec un nouveau sens, une nouvelle beauté des structures qui, dans un regard habituel, auraient pu paraître laides ou grossières. Dans cet espace dilaté, plus rien n'est ordinaire, tout est merveilleux, esthétique, silencieux. Chaque mouvement, chaque frémissement, chaque battement est plein de grâce.

Je suis à cheval entre ces deux mondes grâce à l'interposition de quelques morceaux de verre purifiés dont la forme a été mûrement réfléchie, calculée. J'arrive à faire cette incursion dans cette autre dimension. Une dimension qui a sa propre logique, ses propres explications. En aucun cas, je ne pourrai en faire partie. La loupe est l'intermédiaire obligatoire. On n'échappe pas à son milieu mais la loupe déforme aussi.

Je ne peux m'empêcher de penser au fait d'être un lilliputien perdu dans ce monde d'artérioles et de veinules avec quelques compagnons. Devant le cataclysme déclenché par le frôlement du microscope par un humain bien trop grand pour que nous puissions le distinguer, nous essayerions de trouver un sens. Il y aurait les mystiques qui redécouvriraient Dieu, les scientifiques qui énonceraient des théories diverses, les pragmatiques qui évalueraient les effets, les sceptiques qui douteraient de tout.

Peut-être qu'un jour... mais que veut dire un jour dans l'infiniment petit ? Est-ce que le temps s'allonge ou se raccourcit quand les distances se rapetissent ? Est-ce qu'une seconde est égale à cent ans de vie ? Peut-on aimer, chercher, rêver en une seconde, et il faudrait encore dormir.

Dieu a créé le monde en sept jours. L'a-t-il fait dans l'infiniment grand ou dans l'infiniment petit ? Il nous l'a balisé. Il a créé des distances que nous ne percevons qu'à perte de vue, des sons que nous ne pouvons entendre qu'entre deux fréquences définies, des lumières que nous ne pouvons voir qu'entre deux longueurs d'onde, et le temps, sept jours !

Revenons à nos lilliputiens et imaginons alors que l'un d'entre eux, plus malin que les autres, confectionne, à l'aide d'un globule vidé de son hémoglobine, un télescope. Après avoir pointé ce télescope dans maintes directions durant des jours et des jours, supposons qu'il finisse par distinguer une lune, la lumière froide du microscope, puis, après beaucoup d'efforts, qu'il parvienne à pointer son globule sur l'objectif du microscope. Le rayon qui y pénétrerait et sortirait par la binoculaire pour pénétrer dans l'œil du chirurgien traverserait son cristallin pour aboutir sur les cellules de sa rétine. Notre lilliputien passerait son existence à décrire l'univers à partir du fond de cette rétine. Ce serait bien entendu parfaitement faux mais obéirait à une parfaite réalité.

Pour peu que, dans la rétine de l'opérateur, se reflète l'image du lilliputien, ce dernier passerait sa vie à essayer de se décrire et à comprendre sa propre image. Peut-être même la prendrait-il pour Dieu.

Les ballons d'eau ont transformé notre métier. Il y a une trentaine d'années, Newman, un Israélien, place à côté d'une zone brûlée, sous la peau indemne, un petit ballon dégonflé. Tous les trois ou quatre jours, il y injecte par l'intermédiaire d'une valve un peu de sérum physiologique. Une bosse se forme progressivement et la surface de la peau augmente. Son objectif est atteint car la peau garde un aspect normal. Au bout d'un mois, il opère de nouveau son patient, enlève le ballon et se retrouve avec un surplus de peau susceptible d'être utilisé pour remplacer la zone brûlée.

Comment a-t-il eu cette idée, comment a-t-il fabriqué son prototype ? Personne ne le sait. Il publie son article dans une revue scientifique très connue et pourtant rien ne se passe. Les esprits ne sont pas prêts à accueillir son invention. L'idée est trop simple, presque ridicule, un peu système D. Pourtant, le résultat est révolutionnaire, car les chirurgiens plasticiens sont à l'époque obsédés par deux choses qu'ils ne savent pas faire : effacer les cicatrices et augmenter le capital de peau saine. Le premier bastion nous résiste toujours mais le second est bien entamé par cette découverte.

Le ballon d'eau, l'usine à peau était née mais elle allait tomber dans l'oubli.

Ce n'est que bien plus tard qu'un Américain reprend l'idée et l'exploite non pas dans les brûlures mais dans les reconstructions du sein. Le procédé se développe en flèche. De nombreux laboratoires confectionnent différents types de prothèses d'expansion qui augmentent leur facilité d'emploi et leur efficacité. Le ballon d'eau acquiert ses lettres de noblesse et prend le nom scientifique de prothèse d'expansion. Newman n'en saura rien, l'inventeur des ballons d'eau est mort noyé. Si plus de vingt ans ont passé la méthode n'a pas changé. Elle comporte deux interventions. La première consiste à mettre la prothèse sous la peau. Pendant un à trois mois, selon les cas, elle est gonflée au rythme d'une à deux fois par semaine par une injection qui, bien faite, est très peu douloureuse. Semaine après semaine, une dilatation locale, parfois monstrueuse, va se produire. Lorsque l'expansion est suffisante, au cours d'une deuxième intervention, on retire l'implant et on utilise le surplus de peau d'aspect normal pour l'étaler sur la zone cicatricielle qu'on peut ainsi enlever.

Cependant, ce procédé garde des limites, tout ne peut pas être fait. Certaines zones s'expandent mieux que d'autres et le traitement est long et délicat. Si en pratique, tous les problèmes de zones brûlées du cuir chevelu peuvent être ainsi résolus en réétalant les cheveux rescapés, pour les autres parties du corps l'efficacité, bien que bonne, est plus nuancée. Mais quelle différence avec le temps où, sans prothèse d'expansion, il fallait gérer la pénurie. Quand le patient manquait d'étoffe cutanée, on étalait celle qui restait par des trésors d'ingéniosité en jouant sur son élasticité. Le brûlé, qui par définition est un infirme de la peau, peut enfin prétendre accroître ce capital avec un aspect esthétique parfait. Les cultures de peau à l'heure actuelle n'atteignent pas cet objectif. Leur qualité esthétique est très médiocre car seules les cellules épidermiques, les plus superficielles, sont cultivées. Elle n'a pas la même fonction que les ballons d'eau dont j'ai dit que le résultat était révolutionnaire, le résultat mais pas le principe qui existe en réalité depuis la nuit des temps. Le gros ventre de la femme enceinte devient flasque et relâché après l'accouchement. Personne n'avait voulu le voir, la nature pourtant nous avait tout dit.

De temps en temps, quand une femme au ventre brûlé est enceinte, je profite après son accouchement de la peau en excès pour lui enlever ses cicatrices.

Il est vingt-trois heures, dimanche. Il fait très chaud. L'atmosphère est humide. Un groupe discute près de l'aquarium. Il fait nuit dehors mais rien ne permet de l'affirmer avec certitude dans cette salle sans fenêtre. Il pourrait y avoir de l'orage. Une femme, plutôt grosse, porte une robe de chambre à fleurs. Elle est assise. Les trois boutons supérieurs ouverts laissent découvrir sa forte poitrine brûlée. Son visage est défiguré, le nez amputé, les yeux écarquillés, la bouche étirée, les oreilles racornies. Les cicatrices sont encore récentes, rosées ou rougeâtres et boursouflées par endroits. Elle est là depuis longtemps déjà. Près d'elle, débordant de sa chaise, une femme de cent soixante kilos, souriante, vêtue d'une chemise de nuit d'un bleu pâle raconte une histoire. Debout, à sa droite, une autre femme, maigre. Ses cheveux atteints par les flammes ne poussent plus sur tout le côté droit. Sous la zone indemne du cuir chevelu, une prothèse d'expansion cutanée, un ballon d'eau, est pour l'instant à moitié gonflée. Les remplissages ont lieu une ou deux fois par semaine et elle attend avec une fausse patience la plus grande dilatation de l'implant, le moment de la difformité maximale, pour être opérée. Son crâne à moitié chauve, allongé, déformé pour un temps, accentue sa minceur. Cette enflure temporaire provoquée par le chirurgien fait vivre une deuxième expérience à cette accidentée dans l'atteinte de son apparence : la malformation. Une malformation artificielle certes, mais une seconde souffrance dont le bénéfice ne s'obtiendra qu'à l'ablation de la prothèse avec la disparition de la zone glabre.

En face de ces trois femmes, quatre personnes. Un homme en pyjama bleu, un alcoolique qui n'en finit pas d'arrêter de boire et qui souffre d'une atteinte du tendon d'Achille qui n'en finit plus de guérir. À côté de lui, une femme, avec une plaie de jambe, en chemise et pantalon blancs, qui parle plus fort que les autres. De part et d'autre, deux autres hommes assis, un pour une brûlure du bras, l'autre pour une brûlure de la cuisse. Ils sont là depuis seulement quelques jours.

L'ambiance est gaie, on entend des éclats de voix, des rires. On pourrait transposer la scène dans un club de vacances. Les chaises tristes pourraient être remplacées par des chaises longues, l'hôpital pourrait être un hôtel au bord de la mer. On se sentirait bien. Les hommes et les femmes converseraient sans doute pour se plaire et l'on parlerait de rien et de tout pour se faire valoir, pour faire les beaux. Ils feraient bronzer leur peau.

On regarde, on veut trouver des repères, la peau veloutée de l'obèse, la minceur de l'autre, les formes respectées des derniers. Où est la normalité ? Qui est anormal ? Je cherche sans le vouloir vraiment. Il y a un moment de silence puis de nouveau des rires. Je les ai dérangés. Sans doute ont-ils compris que je les jugeais un peu.

Un bruit de moto sur le boulevard.

Le pot d'échappement doit être troué. Je penche la tête et essaie de la voir à travers la vitre. Elle est déjà passée.

Je travaille dans mon bureau, contre deux des quatre murs, de longs tréteaux. Un fauteuil à roulettes me permet d'y naviguer, son siège est en tissu, les accoudoirs râpés laissent découvrir à droite le bois de sa charpente. Souvent, machinalement, j'agrandis la déchirure avec le bistouri qui me sert de coupe-papier.

On pourrait croire au désordre mais je sais à peu près où les choses se trouvent. J'ai tout sous les yeux, c'est la manière la plus commode d'avoir une capacité de réaction rapide. Il y a des objets partout, sur les tréteaux, sous les tréteaux. On y trouve des piles de feuilles, du courrier, des stylos, des ciseaux, des études en cours, des revues scientifiques, des diapositives, un négatoscope, des radios, une imprimante, un scanner, un appareil photo, trois écrans d'informatique, une bouteille offerte par un patient, une petite boîte à outils dans une caisse, un tournevis, un marteau, quelques clous, des chevilles, de quoi bricoler, une boîte de nourriture pour poissons. Dans un angle, un lavabo, un miroir et une étagère. Sur l'étagère quelques rasoirs jetables, une brosse à dents et du savon. Dans l'autre coin, un grand placard surchargé de dossiers avec à côté encore un aquarium dont l'eau en mouvement clapote légèrement.

Ce n'est pas la pièce où je consulte. D'ailleurs, je n'aime pas que des gens entrent dans ce bureau, c'est mon antre, ma tanière. Elle reste cependant en étroite relation avec l'extérieur : deux téléphones et mon réseau informatique toujours en communication avec le secrétariat et la salle d'hospitalisation. À tout moment, je peux y envoyer un message ou récupérer des données. J'ai voulu l'informatisation de mon service. Elle permet de trier, calculer, ranger, stocker infiniment plus vite que ne le feraient un ou des cerveaux humains. Il ne faut pas lui demander plus. Bien utilisée, elle diminue la consommation de papier. Peut-être qu'en quinze ans, j'aurai épargné une forêt.

La minuterie a déclenché l'extinction de l'aquarium. Je sais qu'il est vingt heures environ. Je fais le listing des tâches que j'aurai à accomplir demain. Il s'agit de se fixer un but raisonnable, réalisable en une journée et chacune est un petit défi.

Sur mon bureau, un gros tas de lettres, c'est le courrier du jour. Il se divise environ en trois parties, un tiers de médical pur, un tiers d'administratif et un tiers de divers (laboratoires, publications...). Lire tout *in extenso* prendrait un temps fou, impossible. Je fais donc un premier tri où ce qui est jugé inutile est jeté. J'ai acheté de très grandes poubelles à la Samaritaine, en fait ce sont des paniers à linge en paille. Avant de les remplir complètement, il faut une dizaine de jours. La femme de ménage ne les vide pas avant qu'elles soient pleines. Ainsi, j'ai droit à l'erreur. Si quelques jours après l'avoir jetée, on me parle d'une lettre dont j'ai sous-estimé l'importance, il est facile de piocher dans ma poubelle pour la retrouver. Cela m'est arrivé plusieurs fois. Dans un marécage de papiers inutiles, il y en a souvent un ou deux qui peuvent être importants pour votre service. La profusion entraîne l'absence d'informations, à moins de tout lire au détriment du temps consacré à ses patients et de ne plus faire de médecine pratique. C'est, à mon avis, un danger qu'un chef de service doit à tout prix éviter.

Mon Dictaphone à la main, j'ouvre mon courrier.

Parmi les lettres, une information sur un cours qui se

fera en juin présidé par un grand chirurgien. On y lit le thème : *Abord sous périosté orbito-facial et lifting.* En bas de page, il est précisé : *dissection sur cadavres avec moniteur (limité à quarante places), deux personnes par tête (! !).*

Je croise à la cafétéria une femme à qui je viens de mettre des prothèses mammaires, d'une cinquantaine d'années, bourgeoise, habillée très jeune, avec un brûlé de la face et des mains. Ils prennent un pot ensemble. Il est extrêmement brûlé, défiguré. Il était sans doute assez beau.

Il n'y a plus de barrières. Elle est française, provinciale, la chirurgie est esthétique, elle essaye de redevenir comme avant. Il est algérien, arabe, brûlé, la chirurgie est reconstructrice, il essaye de redevenir comme avant.

Deux grands verres d'eau sur la table, il n'y a plus de différences. Comme une mère et son fils, comme une femme et son amant.

Frontière

— T'as déjà eu quelqu'un qui est mort ? dit l'enfant.

— Quand on est médecin, on ne peut pas faire autrement, dit l'adulte.

— Non, mais quelqu'un chez qui ça a raté ?

La peau est notre limite, la frontière, la démarcation entre le reste et nous.

À l'extérieur, ce n'est jamais nous et plus rien n'est vraiment sûr. Tout n'est que supposition. À l'intérieur aussi, tout n'est qu'hypothèse. Nous n'avons de nous-même qu'une seule certitude, notre peau. Elle circonscrit un îlot de cohérence, l'individu. Elle nous distingue de l'autre. Sans elle, la vie serait impossible et nous ne serions qu'un monticule d'organes, estomac, os, muscles, cerveau... Nous n'aurions plus de sens. Elle définit une unité de lieu indispensable que nous nous acharnons pourtant tous les jours à dépasser par les idées pour mieux appréhender l'extérieur, mieux le comprendre. Cette lutte est sans espoir.

L'homme sans peau meurt et l'homme mal dans sa peau peut en mourir aussi.

Pas étonnante la réflexion populaire « sauver sa peau ». Pas étonnant le soin que nous mettons à l'entretenir, à l'enjoliver, à la soigner, à la guérir.

Deux couches la composent, d'origine embryologique différente : l'épiderme formé de cellules superposées et le derme, plus profond, constitué d'une substance fondamentale contenant des fibres élastiques et de collagène.

Je suis chirurgien de la peau. Une chirurgie de surface mais pas une chirurgie superficielle. La changer, l'entretenir, la rafistoler, un drôle de métier sur un drôle d'organe. Car la peau n'est pas un simple revêtement, c'est un organe difficile, capricieux, imprévisible, peut-être le plus complexe. Ses réactions à l'agression sont des plus perverses, des plus inattendues. Elle ne se laisse ni imiter ni remplacer, c'est elle qui mène la danse. La peau artificielle n'existe pas. Chaque année, l'annonce d'une nouvelle formule fait naître des espoirs toujours déçus. Les peaux de donneurs humains ou animaux sont très vite rejetées (trois semaines environ). Il n'y a pas de possibilité comme pour le sang de déterminer un petit nombre de groupes pour la constitution de banques. Sa diversité immunologique est telle qu'on en collecterait des milliers. On ne peut même pas, comme pour le cœur ou le rein, trouver une compatibilité relative qui permette d'allonger les délais de tolérance. Jalouse, elle est irremplaçable et si, par hasard, on la malmène, elle laissera sa marque. Trop blessée, elle nous laissera mourir. Elle ne pardonne pas et n'est indulgente que si l'on ne s'enfonce pas trop loin.

Dans la limite, la limite.

Entre le derme et l'épiderme qui la constituent, la membrane basale est une ligne ondulée, mince, quelques microns, bien visible au microscope optique. C'est de ce Rubicon qu'il ne faut pas franchir dont peut dépendre la vie ou la mort, la beauté ou la laideur. Cette membrane est comme le témoin de l'intrusion dans nos entrailles, la percer laissera une trace alors que toute agression plus superficielle, aucune. Il est fondamental pour le chirurgien de le comprendre.

Quelques microns au-dessus pas de cicatrice, quelques microns au-dessous... Diminuons l'intervalle... Vous vous souvenez ?

La brûlure du premier degré, le coup de soleil, n'abîme que les cellules épidermiques les plus en surface, celle du deuxième degré la lèse plus en profondeur mais, dans ce cas, il ne restera aucun stigmate car la membrane n'est pas atteinte. Par contre, la plaie accidentelle ou chirurgicale (celle due au bistouri), la brûlure du troisième degré la dépasse entraînant toujours une cicatrice, qu'elle soit laide, acceptable ou presque invisible. La compétence du chirurgien n'est pas en cause, le Rubicon est franchi et la peau se venge avec plus ou moins de force, imprévisible. Rancunière aussi, la trace est inscrite pour la vie. Les cicatrices sont impossibles à effacer, irréversibles. Bien sûr, nous avons un certain savoir-faire qui nous permet de les atténuer mais il faut compter avec la peau, car lui déclarer la guerre c'est toujours perdre. La meuler, comme une pierre par des dermabrasions, ou la brûler, par des peelings, pour traiter des cicatrices ou des ridules sont des gestes audacieux. Trop profond, nous dépasserions la membrane basale et nous irions à l'encontre du but recherché en laissant des marques indélébiles bien plus gênantes que les premières.

Dans la limite, la limite.

La membrane basale comprend deux couches bien visibles au microscope électronique... Et caetera, et caetera. Vous vous souvenez ?

La greffe de peau est une parcelle cutanée d'épaisseur variable prélevée sur le blessé dans une zone indemne pour être placée sur une partie malade de son corps. Sa caractéristique est qu'elle n'est pas vascularisée et donc sa survie va être tributaire de la zone sur laquelle elle va être déposée, qui doit être bien irriguée. En effet, elle va se nourrir comme un buvard à partir du sous-sol par imbibition. On comprend que certains échecs de greffe soient dus à la détérioration de ce sous-sol (infection). Un lambeau cutané est un morceau de tissu comprenant la peau et la graisse que l'on va déplacer chez le patient d'une zone saine mais mineure à une zone malade où il est indispensable. Or, parfois la peau entourant la plaie est si abîmée que ce n'est pas possible. Dans ces cas, la confection d'un lambeau est nécessaire pour apporter de la peau vivante et permettre la couverture. Sa caractéristique par rapport à une greffe est qu'il est plus épais, plus solide et surtout qu'il vit par lui-même par des vaisseaux qui l'alimentent. Il n'est donc pas dépendant du sous-sol où on le pose. Il peut être contigu en jouant sur l'élasticité de la peau ou prélevé à distance. Dans ce cas il faut les rebrancher sur d'autres vaisseaux par microchirurgie.

L'épaisseur de la greffe peut être variable. La greffe mince prise au dermatome (instrument que l'on peut comparer à un rabot) d'environ trois dixièmes de millimètre enlève une partie très superficielle de la peau. Elle ne touche pratiquement pas à la membrane basale. Après le prélèvement, la peau va donc se régénérer en dix jours, permettant un nouveau prélèvement au même endroit ce qui est utile chez les grands brûlés ne disposant que de peu de zones indemnes. La greffe de peau totale comprend l'ensemble de l'organe-peau, derme et épiderme. Esthétiquement elle donne souvent une qualité et une souplesse supérieures mais elle a des inconvénients car la zone où elle est prélevée ne cicatrisera jamais toute seule. Elle n'est utilisée que pour des petites surfaces.

Les greffes peuvent avoir aussi plusieurs origines. L'autogreffe, prélevée chez le malade lui-même, n'est jamais rejetée. L'homogreffe prélevée sur des patients en coma dépassé ne tient que trois semaines. La xénogreffe prélevée sur des animaux, essentiellement le porc, est rejetée plus vite que l'homogreffe car les différences immunologiques sont, bien entendu, encore plus grandes.

Pour en finir avec les cloques.

La cloque est impressionnante mais pas dangereuse car c'est une lésion qui n'atteint pas la membrane basale. Lors d'une brûlure du deuxième degré, les cellules les plus superficielles de l'épiderme sont brûlées et se décollent. Un liquide, du sérum, s'insinue dans l'espace créé et provoque la cloque. On peut soit la percer et la laisser comme pansement biologique, soit en pratiquer l'excision (ce qui est plus douloureux car elle laisse à vif la peau en dessous). Le savoir populaire en dit long sur la cloque (la phlyctène pour un médecin). Beaucoup vous diront de ne pas la toucher, d'autres de la crever. Peu importe en réalité, le Rubicon n'est pas franchi. Elle cicatrisera sans marque à partir des cellules épidermiques indemnes quoi que vous fassiez.

Seule réserve, dans quelques cas rares la cloque peut masquer une brûlure plus grave au-dessous. C'est un argument pour la faire enlever par un spécialiste afin qu'il porte un pronostic mais ce n'est en aucun cas son exérèse qui approfondit la lésion.

Spécialiste de la brûlure mondialement reconnu, le Pr Baux, mon maître, m'a transmis son savoir et sa passion. Il a inventé une règle, sa règle, connue de tous et qui a, depuis bien longtemps, passé les frontières. C'est une règle sur la limite. Elle a le mérite de la simplicité. À l'arrivée d'un brûlé, il est pour nous toujours très important d'évaluer le pronostic vital car certaines décisions thérapeutiques en découlent. La « règle de Baux » évalue ce pronostic à partir de deux critères : la surface brûlée d'une part et l'âge du patient d'autre part. Elle s'applique à l'adulte et s'énonce ainsi :

— Si la somme de l'âge et de la surface brûlée est au-dessous de 50, il y a plus de 90 % de chances de survie. Si cette somme est au-dessus de 100, il y en a moins de 10 %.

Entre 50 et 100, le pronostic s'alourdit. Cette règle, qui est un indice pronostique, n'est pas parfaite car nous ne tenons pas compte de tous les facteurs, telle la profondeur de la brûlure. C'est son inventeur lui-même qui le dit. Elle est très utile car elle permet néanmoins de comparer les patients et d'appliquer les traitements de manière homogène. En pratique, elle est remarquablement juste. On peut en tirer quelques conclusions en matière de brûlure. À trente ou quarante ans, on est déjà vieux car une brûlure de 30 % engage déjà sérieusement le pronostic vital (30 + 40 = 70). À quatre-vingts ans, une brûlure même de 1 % est grave. À cet âge, l'état d'équilibre est déjà précaire et il suffit d'une petite déstabilisation, comme de changer les habitudes, d'être obligé d'hospitaliser, pour qu'une foule de complications puissent survenir, souvent dues à l'alitement.

La brûlure est un accident relativement brutal. Une minute avant, on est un homme normal, quelques secondes après, on est un brûlé. La vie, les ambitions, les projets, tout va changer. On ne le sait pas, la famille non plus. L'étendue de la brûlure, sa profondeur rentrent bien sûr en ligne de compte mais il n'y a pas de parallélisme absolu. Une brûlure de petite étendue, surtout de la face et des mains, peut retentir très tristement sur l'avenir du patient. Une brûlure du corps plus importante peut être bien intégrée. Surtout ne pas faire de règles, ni de conclusions hâtives, pas d'appréciations, dans l'urgence, rester sur la réserve.

On était normal, on est brûlé dans sa peau. La transformation superficielle est instantanée. La conversion profonde va être longue, parfois sans fin.

Le problème est encore plus aigu pour les brûlures de grande étendue. Dans ce cas, le problème au départ n'est pas d'évaluer la qualité de l'avenir mais de déterminer si avenir il y aura. La vie est en jeu. Quelquefois, on sait tout de suite qu'on ne peut plus rien. Je pense à ces adolescents brûlés dans des voitures et qui arrivent au centre une ou deux heures après, amenés par le SAMU. Ils sont presque normaux. On les transporte en civière, ils se demandent pourquoi. Ils n'ont pas mal. Ils arrivent, on veut les examiner. Dès qu'ils voient un médecin, ils disent : « Docteur, faut-il vraiment que je sois hospitalisé, quand vais-je sortir ? » Un bilan est pratiqué, brûlé à 92 %, seuls les cheveux et la plante des pieds ne sont pas touchés, triste bilan. La teinte de leur peau, un petit peu plus jaune que la normale, trahit la gravité de leur état. Ils n'ont pas mal, ils ne sont pas inquiets. En réalité, l'absence de douleur est beaucoup plus grave que son existence. Elle signifie que toutes les terminaisons nerveuses ont été détruites. La brûlure du troisième degré est indolore. La douleur inquiète le patient alors qu'elle est le plus souvent de bon augure. C'est la même chose avec le cancer qui, insidieux, se développe, la plupart du temps, sans signe d'alarme qui pourrait nous le faire détecter à temps.

Puis viennent les familles, la mère, le père.

— Mon fils a eu un accident, Dieu merci, il est en vie. Il n'a rien de cassé au moins !

— Non, madame, mais il est brûlé à 90 %.

— Est-ce qu'il va y avoir des marques, docteur ?

— Madame, veuillez vous asseoir, j'ai à vous parler. Votre fils est brûlé à 90 %. Vous le voyez maintenant, il est presque normal, son teint est un peu plus jaunâtre, c'est tout.

— Y aura-t-il des marques, docteur ?

— Votre fils est brûlé à 90 % en grande partie au troisième degré, madame. Malgré ses dix-neuf ans, les chances de s'en sortir sont infiniment minces.

— Comment !

— Dans les heures qui viennent, il va beaucoup gonfler et vous pourrez mieux constater la gravité du problème.

Quel désarroi pour les familles qui regardent le médecin suspect. Ils veulent d'autres avis mais le malade est intransportable. Dans les heures suivantes, ils en prendront, sans lui, plus ou moins éclairés. Effectivement, dans les vingt-quatre heures qui suivent, le blessé gonfle à devenir monstrueux. La famille prend conscience peu à peu que le médecin dit vrai.

Que dire à l'adolescent, à l'enfant, à la mère ? la vérité statistique :

— Tu vas certainement mourir.

L'éventualité, peu probable :

— Tu vas t'en sortir.

Je suis pour dire la vérité aux patients. Il faut avoir ce courage, pour un médecin, cela fait partie de son métier.

Le vrai problème est, à mon avis, de savoir ce qu'est la vérité. Affirmer une destinée, c'est se croire tout-puissant. Heureusement, en médecine, il existe toujours des exceptions, c'est ce qui permet au patient d'espérer et au médecin de nuancer et de se battre.

Parfois, il y a de bonnes surprises. Un SAMU annonce une jeune fille de dix-huit ans brûlée à 92 % au troisième degré, l'horreur. La patiente arrive, elle est noire, calcinée. On la met dans la baignoire, on la nettoie, c'est du noir de fumée. Il y a bien 20 % de brûlure, mais c'est du superficiel. La jeune patiente s'en tirera sans aucune marque et, surtout, sans menace pour sa vie. Pour notre grand brûlé, en revanche, c'est le début de l'horreur. Plusieurs luttes s'engagent à la fois, la lutte pour la vie, la lutte pour la fonction, la lutte pour l'apparence. Le chemin est long, très long, physique, psychologique et parsemé d'embûches, d'échecs, d'espoirs et de tristesse. La douleur, surtout à la phase aiguë, fait aussi partie du décor. On la soulagera du mieux que l'on peut mais ce serait hypocrite de dire que l'on peut soulager totalement. Mort, douleur, laideur, handicap sont les paysages des grands brûlés, des lieux communs.

Dix-neuf ans, accident de travail. Il réparait un câble, court-circuit, son bleu de travail a pris feu. Il est salement brûlé. 92 % dont plus de 70 au troisième degré. Selon la règle de Baux, 92 + 19, il dépasse les 100, très peu de chances de s'en sortir. Discussion avec l'équipe, tout le monde est d'accord. Si on attend, il n'a aucune chance. Il faut tenter le grand jeu, excision précoce, greffe cutanée de cadavre et culture d'épiderme. Quelques centimètres de peau prélevés chez le patient suffisent pour produire en un mois plusieurs mètres carrés. Cette technique délicate pratiquée en laboratoire est utile chez le grand brûlé qui n'a plus suffisamment de zone indemne pour prélever des greffes.

L'homme sans peau meurt.

Mais la peau morte est plus nocive encore. Elle s'infecte et décharge des toxines. Le principe de traitement est donc clair, enlever les téguments atteints et les remplacer, c'est ce qu'on appelle l'excision-greffe. Ce geste doit être modulé selon la profondeur de la brûlure. Facile pour une cloque dont le plan de clivage est déjà fait et qui se découpe avec une paire de ciseaux, plus difficile pour un « troisième degré » où il faudra aller avec un bistouri jusqu'à la graisse, parfois au muscle ou à l'os, il est très difficile pour les brûlures intermédiaires qui posent des problèmes ardus d'appréciation. Il ne faut ni en enlever trop, on risquerait d'abîmer les zones vivantes, ni insuffisamment, on rendrait le geste inutile. Au dermatome, on retire couche après couche des copeaux de peau d'une épaisseur prédéterminée (normalement trois à quatre dixièmes de millimètre) jusqu'à obtenir un saignement, preuve suffisante que la peau restante est saine. L'intérêt de ces excisions est d'enlever la peau brûlée vouée à la nécrose et l'infection pour pouvoir greffer et donc guérir. Si l'idée est simple l'application est complexe. Le brûlé a besoin de sa peau mais il n'en a plus, ou très peu. Il va falloir temporiser, tromper l'organisme en utilisant une peau qui n'est pas la sienne (celle d'un donneur décédé). Pourtant on ne peut pas le leurrer longtemps, au bout de trois semaines environ, il s'en aperçoit et la rejette.

L'équipe est réunie au grand complet. Il faut être très nombreux car il est indispensable d'aller vite. La longueur de l'intervention compte pour le pronostic. Nous avons décidé de pratiquer deux séances. Le premier jour, son ventre et son thorax et le lendemain, son dos et ses cuisses. Son visage est indemne. Il fait très chaud. Le malade est étendu sur des draps stériles, endormi, nu, au regard de tous. La surveillante arrive et s'adresse à l'anesthésiste :

— Téléphone, c'est pour vous.

— Pas le temps, qu'on rappelle.

Sous la casaque, nous sommes torse nu. La chaleur et l'humidité seraient impossibles à supporter sinon. Je suis à gauche du malade, un aide du côté opposé. Le bistouri dans la main droite, une grande compresse sous la main gauche posée à plat sur le patient, les regards s'échangent comme avant le départ d'une compétition. C'est l'anesthésiste qui va le donner. Personne n'est triste. À ce moment, c'est plutôt le défi qui nous obsède. Nous savons que l'homme est en train de basculer doucement du mauvais côté. Nous sommes là pour l'en empêcher, c'est notre seule obsession. Ce défi dépasse toute autre considération, nous sommes comme de grands sportifs avec la rage de vaincre.

— Vous pouvez y aller.

Les bistouris coupent immédiatement. Un liquide clair sourd tout d'abord, l'œdème de la brûlure, puis du sang. Pendant ce temps, un autre chirurgien prélève quelques centimètres de peau miraculeusement indemne dans l'aisselle, un petit carré de peau. Ce petit carré est un trésor destiné à la culture. Pendant ce temps encore, deux personnes s'occupent de préparer la peau du donneur. Congelée en rouleau, ils la mettent dans du sérum tiède.

L'excision du ventre est presque terminée, encore quelques coups de bistouri, ça y est, le ventre nous reste dans les mains. Mon aide et moi nous nous regardons satisfaits, mais rien n'est joué.

— Allez, continuez. J'ai du mal à le compenser. La tension reste limite, dit l'anesthésiste.

Déjà le petit carré de peau passe au-dessus de l'Atlantique car la culture se fera à Boston. Nous avons demandé un mètre carré et demi. Il faudra vingt jours. En attendant, il faut tenir. C'est la peau du donneur, si elle prend, qui le permettra peut-être. Elle sera rejetée à la fin de ce délai, mais les cultures seront là pour prendre le relais.

— Ça n'a pas duré trop longtemps ? demandé-je à l'anesthésiste.

— Non, ça va, il tient le coup.

Nous enlevons nos casaques, fatigués et déshydratés. Dans la salle de détente, j'ouvre le réfrigérateur. Un litre d'eau fraîche, la bouteille est vite terminée. Encore. Heureux d'avoir travaillé et pleins d'espoir, l'eau du robinet finit d'étancher notre soif.

J'aimerais dire qu'il a vécu. C'est plus facile, plus gratifiant. Dans cette balance qui penchait du mauvais côté, nous nous sommes tous mis sur l'autre plateau pour essayer d'inverser la tendance.

Quel bonheur quand nous y arrivons.

Mais celui-là est mort.

Les conditions sociales précaires favorisent les brûlures, les personnes démunies qui vivent en surnombre, dans des logements ne respectant pas les normes de sécurité ; les clochards, il arrive que ce soit des voyous qui s'amusent à mettre le feu à leurs habits pendant leur sommeil ; les toxicomanes, parfois après un shoot à moitié comateux, qui restent sur un radiateur toute une nuit sans sentir la douleur, il arrive qu'ils ne sachent même pas comment ils se sont brûlés. Les immolations volontaires sont dramatiques car les patients ont très peu de chances de s'en sortir.

À y regarder de plus près, les causes des brûlures, en dehors de ces cas évidents, sont plus complexes qu'elles ne le laissent apparaître car « ne se brûle pas n'importe qui » !

Il y a les fous, ceux qui viennent des asiles. Celui-ci a mis le feu à ses draps ou à ceux de son voisin, l'autre s'est en plus coupé la main. Avec certains, nous pouvons converser, avec d'autres, ce n'est même pas la peine d'y penser. Comment leur faire respecter le traitement ? Les greffes fragiles ne doivent pas être grattées, les attelles ne doivent pas être enlevées. Autant de problèmes qu'il va falloir résoudre, qui demandent du temps, de la patience, et surtout du personnel que malheureusement nous n'avons pas toujours.

C'est une débile profonde, ou du moins c'est comme ça qu'on dit. Elle est brûlée à 35 %. Nous sommes à J14 — c'est-à-dire à la fin de la deuxième semaine —, elle va au bain. Aller au bain, c'est mettre la blessée dans une grande baignoire métallique munie d'un élévateur, une sorte de treuil qui permet de la soulever de son lit et de la poser doucement dans l'eau. Elle s'agite. Nous sommes quatre, un aide-soignant, deux infirmiers et moi, en tenue de bloc avec des gants qui montent jusqu'au coude. Je tiens une paire de ciseaux.

— Attention, des fois elle s'agite et elle donne des claques. Ne reste pas à côté des ciseaux, dit un aide-soignant à une des infirmières.

Elle est brûlée sur le ventre, le pubis, la face antérieure et postérieure des cuisses. L'escarre marron noir adhère encore un peu. Il y a des pertuis de pus. Nous sommes à l'époque de la partition entre le mort et le vif. Je passe la main sous l'escarre, donne deux coups de ciseaux sur deux adhérences et décolle toute la peau brûlée au niveau de la cuisse. Sous l'escarre le pus, sous le pus la graisse qui fond en partie du fait de l'infection. Sa peau se détache, sa graisse se dissout. Qui est-elle ? Où est son corps ? Comment décrypter le langage de ces patients que nous ne comprenons pas ou que nous comprenons mal ? Cette débile profonde, dont nous sommes incapables d'obtenir un signe en retour des nôtres, qu'a-t-elle voulu dire en mettant le feu à sa peau ?

Les malades souffrant de cancer, ou de sida, en phase terminale posent aussi des problèmes thérapeutiques difficiles. Comment soigner un brûlé dans un état général déplorable dont l'espérance de vie est extrêmement courte ? Comment respecter sa volonté alors qu'il a voulu parfois, sans le dire, mettre fin à ses jours ? Ce ne sont pas des suicides mais des accidents plus ou moins provoqués.

Ne se brûle pas n'importe qui !

Bien sûr, il y a les accidents domestiques et professionnels. Pur effet du hasard ? Pas toujours. Creusez, creusez un peu. Souvent, vous trouverez une situation psychologique ou professionnelle récemment aggravée. L'accident a-t-il été désiré intuitivement ou provoqué par un manque d'attention lié à la situation critique ? Fait-il écran au suicide pour le patient ou le médecin ?

Il a dix-sept ans, accompagné de son père, l'adolescent brûlé au front, au nez et aux paupières me raconte son accident.

— Nous étions à la campagne, c'était le soir. On avait invité des amis pour manger une fondue bourguignonne, on rigolait beaucoup. La table a basculé et voilà.

Je l'examine et les possibilités de réparation sont envisagées. Il faudrait mettre les ballons, les expandeurs, mais il n'en a pas envie du tout. Il a un très mauvais souvenir du traitement initial très douloureux, un véritable supplice. Le père, qui semble très impliqué, laisse pourtant parler son fils. Il ne veut pas l'influencer.

— Il va réfléchir, on verra, dit-il pour conclure.

Les deux hommes s'en vont et doivent revenir me voir dans quelques mois, quand l'étudiant aura passé son bac. La porte se ferme mais quelques secondes plus tard s'ouvre de nouveau avec brutalité. Le père sans frapper entre comme s'il avait oublié quelque chose.

— Docteur, je ne pouvais pas le dire devant mon fils mais vous devez connaître les circonstances de l'accident. Je suis divorcé depuis quatre ans et il n'avait jamais paru en être affecté. Ce jour-là, c'était la première fois qu'il voyait ma nouvelle compagne. Quand la table a basculé, tout le monde s'est reculé et a évité l'huile bouillante. Je n'ai jamais osé en parler, ni à lui ni à sa mère. Je ne sais même pas s'il s'en est rendu compte mais j'ai vu mon fils plonger sa tête vers la marmite. J'en suis sûr.

Décidément, ne se brûle pas n'importe qui mais n'importe qui n'avoue pas toujours son suicide.

Vers l'âge de dix ans, il m'arrivait de ne pouvoir m'endormir et je m'asseyais brutalement, en sanglots, sur mon lit.

Je me demandais ce qu'il y avait après, c'était tout noir, ça n'était pas possible.

Le temps est si long derrière, si long. J'essayais de comprendre et, bien sûr, je ne comprenais rien.

Et puis, un peu de lumière sous la porte, mes deux sœurs endormies, pourtant plus petites, je me rassurais. C'était dans longtemps tout ça. J'avais juste dix ans. Je calculais : je vais encore vivre dix fois ce que j'ai vécu — c'était beaucoup car quand on est gamin, on meurt à cent ans. J'avais même entendu à la télé qu'il y en avait qui atteignaient cent dix ans. J'avais demandé confirmation à ma mère qui m'avait dit oui en me regardant d'un drôle d'air.

C'est toujours les mêmes questions et toujours l'absence de réponse.

La mort est une certitude pour le nouveau-né comme la naissance pour le mourant, inutile de s'affliger sur l'inévitable, disait Gandhi. Facile à dire. Inutile de s'affliger dans l'intervalle, pourrait-on dire aussi.

Reflet

Une patiente à qui j'ai refait le nez me dit :

— J'ai fait les boutiques hier, on s'est retourné sur moi, c'est la première fois, c'était drôle, j'étais rouge comme une brique. C'est marrant, on se dit que les gens se retournent sur une apparence et pourtant je suis la même.

PEUT-ON croire au visage ? Portrait, figure, masque ne sont que des objets. Par essence, ils sont définissables. Pourrait-on, par une équation mathématique, par une succession de mots bien choisis, ou par je ne sais quel autre procédé hautement scientifique, retracer le visage ? Une telle entreprise est par définition impossible. Le tracer serait le rendre objet. Un corps sans visage ne peut exister. Même absent par accident, par brûlure, par volonté, par subterfuge comme à la radio, le visage est là qu'on le veuille ou non. Le seul moyen de se soustraire à son emprise est de baisser les yeux mais c'est alors le visage de l'autre qu'on tente de nier, son autre, l'autre, pourtant si différent, unique, mais à la fois son presque même.

Cette tentative impossible d'un visage voulant prouver que le visage n'existe pas rend l'évidence inverse éclatante. Peut-on croire au visage ? Je ne pense pas qu'on puisse prouver un visage. Nos yeux le voient, nos mains le touchent, notre bouche l'embrasse, nos oreilles l'écoutent et nous lui parlons. Il nous répond, nous sourit, nous grimace, ne nous dit rien ou nous tire la langue. Quand il crache, il se crache. Le visage fait semblant mais les visages savent, murmurent et la salive se transforme en larmes. Le visage fait appel à tous les éléments, une voix, un bruit, une odeur, une saveur, une forme, une texture, de la peau, des muscles, des os, des dents, des trous, des bosses, du solide et du liquide. On pourrait continuer l'énumération longtemps sans que ce tout soit suffisant car le visage est plus que tout. C'est dans ce « plus que tout » que se situe la foi dans le visage, dans cet indémontrable que certains ont voulu effacer, ne se rendant même pas compte qu'ils amenaient cet indémontrable à la lisière du palpable. Croire au visage est une chose, lui faire confiance en est une autre.

Alors, comment oser être chirurgien dans une discipline qu'on appelle chirurgie plastique, reconstructrice et esthétique ?

Les interrogations sont nombreuses, éthiques, philosophiques. Comment oser toucher au visage mais au corps aussi ? Car le visage a un corps mais tout corps est également visage jusqu'au bout des orteils. Comment croire que toucher un pied, un genou, une jambe, un sein ne modifie pas un visage ? Un visage n'a pas besoin d'être vu pour exister, il est toujours imaginé par l'autre. C'est cette représentation, donc cette lecture qui fait approcher sa connaissance. Elle est obligatoirement imparfaite, parfois erronée, partielle. Et notre visage, notre propre visage peut lui aussi n'être le fruit que de notre propre imagination, sans doute encore plus que celui de l'autre. On ne le regarde que dix à vingt minutes par jour en faisant sa toilette ou dans le miroir de l'ascenseur. L'ascenseur, on pourrait en parler longtemps. Il est à l'origine de bien des choses. Certaines interventions de chirurgie esthétique ne sont dues qu'à son existence, à son environnement fermé, une petite caisse en bois, une lumière blafarde venant du haut, montant au ciel et descendant aux enfers, une petite glace en face de soi pour nous renvoyer à nous-mêmes. L'ascenseur est dans nos sociétés un des lieux où l'on se remet le plus en question. Mort et visage se questionnent.

Comment oser faire ce type de chirurgie ? Toute la difficulté du problème, toute son ambiguïté se révèle déjà dans l'intitulé même de notre spécialité : chirurgie plastique, reconstructrice, esthétique.

Chirurgie plastique, c'est une allusion à la forme. Chirurgie réparatrice, nous allons réparer un corps comme une voiture, des boulons, des vis, des fils, des clous. On en changerait une pièce. Peut-on assimiler un visage uniquement à une forme, peut-on assimiler un visage à un moulin à café, un aspirateur ou même à la fusée la plus sophistiquée du monde ? Si l'on a foi dans le visage, je ne crois pas.

Chirurgie esthétique, c'est un terme qui déchaîne les passions. Souvent synonyme de chirurgie futile. Lorsqu'on opère un grand brûlé, ou un homme atteint d'un cancer du visage, il est dit que l'on fait de la chirurgie réparatrice. Lorsqu'on fait un lifting à une femme ou un homme, on ferait de la chirurgie esthétique. La chirurgie dite esthétique est considérée de deux manières fort différentes, soit survalorisée comme une chirurgie d'artiste, ce qui, en fait, ne veut pas dire grand-chose, soit dévalorisée comme une chirurgie du superflu. Remarquons déjà que ces deux jugements se placent dans un cadre différent, l'un à la fois technique et poétique, l'autre moral. Il faudrait donc avoir honte de faire de la chirurgie esthétique. Ce complexe est bien évident puisque nos patrons, nos maîtres ont refusé pendant longtemps de mettre sur leur carte de visite : chirurgie esthétique. C'étaient des chirurgiens réparateurs — terme soit disant plus noble dans notre société cartésienne, mais qui en dit long sur l'idée que l'on peut se faire du visage, du corps et de la médecine ! on répare plus qu'on ne soigne. D'ailleurs, Tagliacozzi en son temps n'est-il pas mort sur le bûcher d'avoir voulu réparer des nez ?

Esthétique, *esthésis*, sensation. Sensation, je crois que nous sommes plus proches de la vérité. Tout n'est que sensation, le visage n'est qu'une sensation. Une sensation mais pas une illusion. Chirurgie de la sensation de soi-même et de la sensation de l'autre. Impalpable visage, incontournable mais surtout indestructible.

Chirurgie de la sensation, chirurgie de l'impalpable. Peut-on mettre en question son utilité, sa nécessité, son utilisation ? Non, elle est fondamentale, et il ne faut pas craindre non plus de la nommer chirurgie esthétique. Car quelle horreur de laisser aux grands brûlés, aux défigurés, aux malformés le terme de chirurgie réparatrice. N'auraient-ils pas de visage ?

Si le visage est une lecture, il faut apprendre à lire. Cette lecture est raffinée, difficile, aux codes mal connus. Dès que l'on voit un visage, il vient à notre esprit une quantité d'informations immédiates, l'âge, le sexe, et bien sûr certains traits de caractère. Sur le sexe, on se trompe rarement quoique parfois on puisse hésiter même quand il n'y a pas la volonté de se travestir. Sur l'âge, à cinq ans près, nous nous trompons rarement lorsque nous l'estimons. Les erreurs sont pourtant beaucoup plus fréquentes que pour le sexe. J'ai essayé d'analyser avec précision les critères sur lesquels on attribuait un âge à une personne. Plusieurs éléments sont frappants : l'estimation de l'âge se fait en quelques secondes, pratiquement instantanément. N'importe qui peut y arriver, les erreurs importantes sont plutôt rares. Il n'est pas besoin d'être tout près de la personne, on peut être à plusieurs mètres. Une partie du visage suffit, car aucune n'est primordiale. Les rides, le relâchement cutané sont certes des critères mais pas primordiaux. Alors, sur quoi juger ? Je n'ai jamais pu le comprendre vraiment.

Le visage est le reflet de ce qui vient du dedans et de ce que l'on reçoit du dehors. J'observe ces femmes resplendissantes dont, en l'espace de deux ou trois ans, sous l'effet de dépressions de causes variées, le visage se ferme, se ride, se modifie. Une cicatrice sur une joue, stigmate indélébile d'un coup de couteau ou d'un accident, est une preuve éclatante que l'extérieur peut modifier un visage. La lecture est donc difficile. Si on peut lire sur les visages les pièges sont fréquents, sans doute parce que cette lecture est peu fiable. Faut-il ne pas en tenir compte ? C'est là tout le problème. N'y a-t-il pas des instants de vérité absolue ? Je l'espère, je le crois.

En consultation, deux visages s'affrontent, se regardent ou se mêlent, celui du chirurgien et celui de l'autre, deux autres en réalité et, en détaillant la figure, on essaye de percer le visage.

Beaucoup de plasticiens ont recherché et recherchent encore des normes par ordinateurs, photos, radiographies, scanners ou je ne sais quels autres moyens. Ces données anthropométriques n'ont jamais permis de classifier vraiment des morphotypes, ni de situer les limites entre malformation et normalité. Normaliser n'est donc pas possible puisque la mesure d'un visage, la mesure de la beauté, est, heureusement, une entreprise vaine. Ces chirurgiens, et ils sont nombreux, en percevant la chirurgie plastique comme une chirurgie normative l'exposent à toutes les critiques, tous les excès, toutes les dérives, toutes les récupérations. La plupart ne se rendent même pas compte du danger.

C'est cette dualité qu'il m'a fallu résoudre, à la fois cette horreur de la norme en tant que valeur et la certitude que ce moyen technique apparemment normalisant, la chirurgie esthétique, était utile au patient.

En réalité, la cohérence existe car les deux objets de cette dualité ne s'exercent pas sur les mêmes ensembles. Le droit à la différence dans le handicap, la malformation, la disgrâce et son intégration, non pas son acceptation, se conçoivent à l'échelon général d'un groupe d'individus, d'une société. C'est une lutte de citoyens vers une certaine idée de la tolérance et du bonheur. Par contre, c'est à l'échelon individuel que doit se comprendre le droit qu'a un patient de se modifier pour annihiler une différence qui le gêne.

Une personne peut refuser de servir d'étendard à une société intolérante qui la montre du doigt. Elle a aussi le droit d'accepter sa différence, de la revendiquer, de s'en servir. La possibilité de corriger certaines apparences dues à la naissance, aux circonstances de la vie, n'est-elle pas un principe d'égalité ? Chirurgie de liberté, d'égalité mais non de normalisation, d'homogénéisation. La nuance est donc importante et ne se concrétise que dans la manière d'exercer ce métier.

Il est facile de dire aux gens : « Assumez vos rides, vos cicatrices, vos handicaps, votre poids », alors que la société fait tout pour vous en empêcher. Allez leur dire : « Changeons le monde, vous vivrez mieux. » Ils seront morts avant et ils le savent. Ne leur demandez pas l'impossible, pourquoi encore les punir ? Il y a une vraie souffrance là-dedans, quelquefois plus pour un nez un peu trop gros, des seins inexistants que pour une malformation ou une brûlure. Il n'y a pas de règle. Et puis cet autre, un jour, peut être vous ou un être qui vous est cher ; ne jurons pas. J'ai vu des femmes arriver avec un sein en moins, enlevé après un cancer, qui voulaient un lifting et non la reconstruction de l'organe amputé, des personnes qui avaient une main malformée et qui souffraient de leur nez à peine un peu trop gros, des brûlés de la face qui ne demandaient rien à personne, des gens qui présentaient une cicatrice ridicule dans une région cachée de leur corps qui les empêchait de vivre, et bien d'autres cas encore. Face à ces problèmes, et quand c'était possible, la chirurgie les a aidés.

Il n'y a pas de bonnes ou de mauvaises raisons de soulager les gens. Faut-il juger avant de soigner ? Une plaie occasionnée par un accident du travail mérite-t-elle plus d'attention que la même survenue pendant des loisirs ou par imprudence ? Un nez traumatisé est-il plus noble qu'un nez disgracieux de naissance, un sida transfusionnel différent d'un sida sexuel ? Un cancer sans cause évidente est-il digne de plus de considération qu'un cancer du poumon chez un tabagique ou un cancer développé sur une peau sensible aux ultraviolets ? Doit-on faire le reproche aux malheureux malades d'avoir fumé trois paquets de cigarettes par jour ou de s'être sans arrêt exposés au soleil ? Vivre, c'est avoir la certitude de mourir un jour. Dès notre naissance, nous sommes condamnés. J'en ai assez qu'on le rappelle partout à chaque instant. Le rôle du médecin n'est pas de reprocher des conduites. Il est vrai que beaucoup (souvent parmi les grands) y prennent du pouvoir et du plaisir. La culture du moment sécrète ses limites, ses excès, ses défauts, ses qualités, ses goûts, sa beauté. J'essaye de faire avec et d'en accepter les écarts. Je suis là pour soigner pas pour faire le tri. Peu importe de savoir si la femme androgyne est plus agréable à regarder que la plantureuse, autant discuter du sexe des anges, ce qui importe c'est sa douleur ou son désir. La vraie question est de savoir si la chirurgie pourrait l'aider. L'époque, sur des critères esthétiques qui lui sont propres, va influer sur le mode d'expression de la souffrance. Elle invente des formes, des poids, des galbes, des couleurs prétendus plus agréables. On peut être d'accord ou pas, mais il faut bien aider les gens qui ne s'en sortent pas. Ce n'est pas parce que l'on est contre le tabac que l'on ne traite pas les cancers du poumon.

Alors, détracteurs de cette spécialité, qui êtes-vous pour les juger, les accabler ? Car plus encore que ceux qui pratiquent cette spécialité sans se soucier de préoccupation éthique, vous qui la dénigrez, vous êtes le plus souvent d'une intolérance totale. Vous n'avez cherché ni à comprendre, ni à voir, ni à connaître. Vous êtes contre dans la plus parfaite indifférence. Il y a de la souffrance là-dedans. Mais vous ne vous en souciez pas. Vous ne voulez pas la voir. C'est de vous entendre qui me conforte dans ma conviction. La chirurgie esthétique peut être la chirurgie du bonheur. Ce n'est pas une hypothèse, c'est une constatation.

Parfois, elle se suffit à elle-même, parfois elle fait partie d'une prise en charge plus complexe et plus globale. Il est évident que chaque demande doit être l'occasion d'une réflexion du patient et de son praticien.

La chirurgie dite esthétique a donc des indications difficiles. Je ne peux rentrer dans les détails sous peine d'une simplification néfaste. Les techniques doivent être parfaitement maîtrisées pour être oubliées. En consultation, toute l'énergie doit être placée dans la signification de la demande — comprendre ce que le patient est réellement venu chercher — et dans l'explication de la limite du geste. Deux visages s'affrontent, se lisent et c'est à un moment privilégié, dans le secret, la confidentialité, à travers tous les indices donnés par la figure, le corps, le mouvement, le sourire, le regard, que naît le visage. C'est de cette sensation de vérité absolue, parfois très temporaire ou même fugace, entre deux personnes qu'émerge la sensation du visage.

Si l'on pense que cette chirurgie peut avoir une telle efficacité, il faut admettre aussi qu'elle peut apporter le pire. Je ne parle pas de l'incompétence technique. Elle est malheureusement banale et peut se retrouver partout en médecine, ou dans tout autre corps de métier. Je parle de l'erreur impalpable, celle qui ne se pèse pas, celle qui donnera un patient sans sourire après l'intervention, alors que le geste est impeccablement effectué, ou qui le plongera dans une torpeur encore plus grande. Qui oserait dire, même en prenant le maximum de précautions, que nous parvenons toujours à notre but ? C'est une obsession quotidienne : réduire à presque rien les aléas. La chirurgie esthétique est comme un bon médicament. Bien utilisé, il soigne. Parfois, malgré les précautions, le médicament a des effets pervers, un accident bien entendu exceptionnel. Par contre, utilisé à tort et à travers, il peut se révéler un terrible poison. Ainsi, si la chirurgie esthétique est la chirurgie du bonheur, elle n'en reste pas moins un outil dont il faut savoir se servir.

Un visage ne se modifie pas. On modifie une figure pour mieux faire apparaître la réalité d'un visage mais gare à celui qui se trompe et enfouit encore plus loin cette réalité. C'est le pari de deux visages dans une confiance réciproque. Il est essentiel de croire à cette vérité qui s'est instaurée, même fugacement, et qui fera la réussite de l'entreprise. La chirurgie esthétique ne peut que remettre les gens en accord avec eux-mêmes, on pourrait dire les remettre en accord avec leur visage tout en se gardant des excès. Vouloir changer un visage serait une grave erreur, ce serait se prendre pour Dieu. Voyez le « dévisage » de ces femmes liftées à contresens et dont le désarroi fait partie d'elles-mêmes. Une nuance peut tout changer, on ne peut toucher à quoi que ce soit sans tout modifier.

On vit à côté de visages mais on ne sait qui ils sont. Leur présence est tellement habituelle que l'on ne se rend plus compte de leur extraordinaire étrangeté. C'est l'anomalie, l'anormal, le monstre qui, rompant cette apparente monotonie, pose la question du visage, ce face-à-face inattendu. Ce visage à visage, je l'ai vécu vraiment le jour de ma première visite dans mon premier service de chirurgie plastique.

J'étais jeune interne, j'allais enfin commencer à pratiquer ce que j'avais choisi. Comme de coutume, j'étais allé me présenter à mon nouveau patron. Un homme aux cheveux encore noirs m'avait reçu dans son bureau. Il m'avait expliqué ce que l'on faisait dans son service, j'étais bien sûr très impressionné bien qu'il fût plutôt rassurant. Il m'avait expliqué des tas de choses, j'avais feint de comprendre, mais, ne connaissant encore rien à la chirurgie plastique, la majorité m'avait échappé. De son discours, il ressortait pourtant que la brûlure et le brûlé étaient un des pôles d'intérêt du service.

— Rendez-vous lundi 1er octobre à huit heures, m'avait-il dit pour finir.

J'arrive un quart d'heure en avance, la surveillante, une dame blonde, me demande mon nom. En échange, elle me donne une blouse, cette blouse blanche de l'Assistance publique avec ce que l'on appelle des yoyos pour boutons. Je fais connaissance avec mes collègues, nous nous partageons les salles et les étages. J'ai la troisième grande aile, l'étage d'hospitalisation plus spécifique, mais non exclusif, des brûlés. Les externes ont également changé le même jour, je vais faire la visite, ceux de mon aile me suivent. Les infirmiers, infirmières, déjà là depuis six heures trente, sont en train de déjeuner. Après les avoir cherchés timidement dans les chambres, je les retrouve donc en salle de détente. Je passe la tête, je me présente et demande si je peux faire la visite. Ils me répondent :

— Oui, oui, dans cinq minutes. Le temps de finir notre café.

Je n'ose rien dire mais je sais que dans dix minutes, je devrais être au bloc avec le patron. Pendant ce temps, j'ai tenté de me mettre au courant des pathologies des patients en consultant les dossiers en compagnie de l'externe. Les infirmiers arrivent. Nous commençons la visite, l'externe qui n'y connaît rien, et qui le dit, l'interne qui n'y connaît rien non plus mais qui fait semblant de connaître un peu, les infirmiers qui savent très bien qu'il va falloir encore tout nous apprendre. Les infirmiers de ce type de service ont une grande habitude des plaies et des pansements, pommades et autres. Ils sont capables, dans la majorité des cas, de prescrire le bon produit. Par contre, l'interne débutant ne le peut pas car il n'y a pas de bon livre sur ce sujet. Et même s'il y en avait, cela ne servirait pas à grand-chose. Seules la vue de la plaie et sa variation au cours des jours peuvent permettre une bonne prescription. Je rentre dans la première chambre, une chambre à deux lits, le premier patient est un patient qui s'est arraché la moitié de la peau de la jambe sur un Escalator dans le métro. Il est en bonne voie de cicatrisation, me dit l'infirmière. Sur l'autre lit, un homme avec une sorte de bosse dans le dos, comme une bosse de bison, qu'on appelle la maladie de Launois Bensaude, il sera opéré demain. L'ambiance m'étonne déjà mais je n'avais pas encore eu le contact avec la brûlure ni avec le visage. Certes, durant ma courte expérience antérieure, j'avais eu affaire à des plaies du visage dues à des accidents de voiture, les fameuses plaies de pare-brise ou à des plaies par arme blanche.

La deuxième chambre est aussi une chambre à deux lits. Je découvre une jeune femme avec une paupière brûlée. Il s'agit d'une séquelle. La brûlure date d'un an, la paupière supérieure est rétractée et elle ne peut la fermer. La brûlure est de petite étendue, deux centimètres carrés environ, mais défigure complètement la personne. Sa vue choque au plus haut point. L'infirmier, tranquille, me dit : « On lui fera une greffe en filet demain. » Je ne sais pas quoi dire, je ne sais où regarder. Je me contente d'un grognement pour feindre que je sais. À côté, une autre femme s'est brûlé la cuisse avec une tasse de thé. On défait son pansement et on me demande un avis sur la prescription. C'est une mise à l'épreuve des infirmiers qui savent bien que je ne sais pas répondre. Je prends le parti de leur dire que je n'ai pas l'habitude. Il me reste vingt-six patients à voir et je me demande comment je vais pouvoir tenir le choc. De chambre en chambre, je vois des pathologies variées, mais surtout des brûlés et pour chaque visage altéré, je prends comme un coup de poing dans mon propre visage. J'arrive dans la chambre de l'impossible. J'ai lu sur le dossier : séquelles de syndrome face-mains. Ce patient a été brûlé il y a un an et demi par l'explosion d'un fourneau. C'est irregardable, impensable. Je baisse d'emblée les yeux et mon regard tombe sur ses mains. Leur face dorsale est complètement brûlée, boursouflée, les doigts sont dans tous les sens, recroquevillés ou retournés à l'envers, la peau paraît assez dure avec des zones roses assez claires, d'autres rouge foncé. Je lève les yeux, non sans effort, et découvre un visage complètement brûlé sans une parcelle de peau saine. La qualité de la peau du visage répète celle des mains dans une sorte de symbiose de l'horreur. La peau est lisse, la bouche déformée, attirée vers les joues et vers le cou. La lèvre supérieure n'a plus de partie blanche et sa partie rouge débute presque à son nez en lui donnant une épaisseur ridicule. Les dents sont cariées, les gencives découvrent le collet des dents. Celles-ci sont dévoilées du fait de la rétraction des lèvres. J'ai appris plus tard que cet aspect n'est pas dû à un manque d'hygiène. La non-fermeture de la bouche expose à l'atmosphère extérieure ses structures internes, qui pour leur bonne conservation nécessitent une humidification permanente empêchée dans ce cas par l'assèchement de l'air. La lèvre inférieure est attirée vers le cou et la joue droite. L'homme bave quelque peu. Les joues sont petites, rétractées. Le visage n'a pas une ride, la brûlure efface et lisse. Je ne peux lui donner d'âge. Je ne peux soutenir son regard. Je baisse les yeux, retombe sur ses mains m'obligeant à redresser la tête. Ses yeux, exorbités, me rappellent à un degré dix fois plus important ceux de la première patiente. Les sourcils ont disparu, les paupières sont retournées, la lisière des cheveux a reculé, les oreilles sont racornies comme des chiffons de papier. Son visage se déforme encore plus sous l'effet de la traction des différents muscles peauciers. L'homme me sourit. C'est incroyable que l'on puisse sourire dans sa condition, puis je me dis que c'est encore plus incroyable que j'aie pu croire que cela fût impossible. Il a souri. Cela me rassure, m'apaise. C'est l'arroseur arrosé, le soignant soigné. Il a souri, il m'a souri et je n'ai pas pu lui répondre.

Le syndrome face-mains est un des drames de la brûlure.

La cause en est toujours une explosion. En l'espace d'une seconde, tout change. L'explosion du fourneau, le cri avant même que la chaleur n'atteigne le visage, le réflexe de protection habituelle, la main devant les yeux, la main qui cache son visage. En une seconde, un dixième, un millième, les mains viennent au secours du visage mais les deux mains côte à côte ne parviennent pas à couvrir toute sa surface. Et comme pour y arriver, pendant que le visage se crispe et que les paupières se ferment, les doigts s'écartent. La chaleur attaque alors l'ensemble : les mains et le visage. Le dos de la main brûle, les mains sont généreuses, elles s'offrent en sacrifice, hélas ! la chaleur passe entre les doigts et atteint le visage dans le même destin.

Les mains et le visage, sans doute les structures les plus nobles et les plus caractéristiques de l'homme, celles où la peau est la plus fine, la plus mobile, la plus expressive. En l'espace d'une seconde, tout est changé. Le visage est un autre visage, le même aussi et les mains ne sont plus là pour le cacher. Les paupières se ferment très rapidement lors de l'accident et les yeux sont rarement atteints comme s'il fallait obligatoirement laisser à l'homme la possibilité de voir l'ampleur de la transformation. Le visage et les mains, les deux seules zones qui restent presque toujours découvertes. D'apparence l'homme d'avant n'a plus aucun rapport avec l'homme d'après. A-t-il le même visage ?

Lorsque je vois cet homme, le malaise est si profond que je ne sais quoi faire, je pense déjà aux quelques brûlés que j'ai vus dans les chambres précédentes et qui, tout d'un coup, me semblent presque normaux. Mon regard est instable, je ne sais pas le voir. Les infirmiers sourient, ils m'expliquent plein de choses mais je n'entends rien. J'attends que cela se passe. Nous sortons enfin de la chambre, je suis soulagé pourtant je n'ai vu que la moitié des patients. Je prétexte en m'excusant qu'il est l'heure de monter au bloc.

— Je continuerai le reste de la visite cet après-midi, dis-je.

C'en était trop pour vingt minutes.

Il est de coutume que les internes aient la responsabilité de la contre-visite. La contre-visite est la visite de l'après-midi où l'on vérifie que tous les patients vont bien, notamment les opérés du jour et ceux du lendemain. Alors que je suis depuis six mois dans le service, un de mes collègues, intéressé, demande de m'accompagner. J'ai pris un peu de bouteille et je suis littéralement émerveillé par le service dont je n'ai pas arrêté de lui parler. Nous commençons, en compagnie des infirmiers. Au contraire de la première fois, je discute, souris avec les patients brûlés, les examine. Au fur et à mesure que nous allons d'une chambre à l'autre, j'explique à mon ami les techniques employées, la difficulté du traitement, les résultats obtenus. « Regarde dans la chambre où tu vas entrer, celui-là n'avait pas de nez, nous l'avons reconstruit avec un morceau de peau du bras, celui-là à côté avec le front. Celui-ci, nous avons pris un os de la hanche, nous l'avons recouvert avec de la peau du dos. » Ainsi, de fil en aiguille, défilent les trente-deux lits où, fier, je lui montre ce que je pense être des exploits. La contre-visite dure environ trois quarts d'heure. Mon copain s'est toujours un peu moqué de moi et de ma spécialité : « Tu ne touches qu'à la peau, nous on rentre dans le ventre. » C'est un chirurgien digestif. Ses railleries, dues à l'ignorance, ne sont pas méchantes mais elles m'agacent tout de même. Durant toute ma visite, il ne dit pas un mot. Je ne m'en rends compte qu'après. À la fin de celle-ci, extrêmement soulagé et un peu pâle, il s'exclame enfin :

— Tu sais, ils sont tous horribles !

Ainsi il avait fait l'amalgame, l'amalgame entre les brûlés que nous n'avions pas encore traités et les brûlés dont le traitement était engagé, voire terminé. Ceux que je trouvais beaux, il les trouvait encore laids. Il n'avait fait aucune différence dans l'insupportable. Je compris ensuite qu'il était un peu dans ma situation lors de ma première visite. Je compris qu'il fallait un apprentissage. J'avais dû le surprendre comme les infirmiers m'avaient surpris la première fois. Les brûlés ne m'étonnaient plus, je lisais leurs visages, j'arrivais à lire leurs sourires, leurs tristesses, leurs crispations. Je les regardais, je les touchais, je leur parlais comme à toute autre personne. En six mois, j'avais appris essentiellement cela. Mais plus encore, je compris que traité ou non, le brûlé restait différent. C'était vexant de s'apercevoir qu'il ne faisait aucune différence entre le brûlé opéré et celui qui ne l'était pas encore. Il y avait donc une échelle dans l'horreur, une échelle de la laideur, qui devait s'apprendre. Celui qui ne fait pas partie de ce petit cercle d'initiés ne fait pas la différence. Y avait-il alors un intérêt à opérer ces brûlés ? C'est évident pour le brûlé, ses soignants, sa famille. Mais il faut d'abord apprendre à lire ces visages.

Bien sûr aujourd'hui, quand je vais dans ce service dont j'ai maintenant la charge, et que je croise un des brûlés dans l'ascenseur (encore lui), je ne le regarde même pas, il fait partie du quotidien comme tout visage. J'observe souvent le visage des visiteurs qui, comme moi le premier jour, ont du mal. Par contre, si je voyais ce même brûlé ailleurs, dans le métro ou dans un restaurant par exemple, je tournerais la tête d'abord pour le voir et ensuite pour faire semblant de ne pas le voir.

J'aurais sans doute beaucoup plus de facilités qu'un autre à l'intégrer mais j'aurais tout de même au départ été surpris. Ainsi l'interprétation d'un visage et son aisance à le lire sont la somme de trois facteurs, le visage du lecteur et son apprentissage du visage de l'autre, le visage de l'être lu et enfin le lieu de lecture.

Dans l'obscurité, seul un faisceau de lumière éclaire le visage endormi. Autour de ce rayon, le chirurgien semble effectuer des marques. On le distingue à peine. Son visage est masqué.

Une femme rentre dans la salle de consultation, un regard pétillant, des lèvres charnues, une quarantaine épanouie, quelques ridules sur les paupières inférieures. D'emblée, je vois un grain de beauté dans le sillon nasogénien gauche, celui qui sépare la lèvre de la joue, un peu plus petit qu'un noyau de cerise. Quand on découvre cette femme, déconcerté, on ne sait pas trop s'il s'agit d'une excroissance ou d'une coquetterie. Le visage est gourmand, les yeux sont avides, ils sont clairs, vert clair. Ils tranchent avec le marron de la tumeur dont on sent d'emblée l'importance dans ce visage. Est-ce que la patiente l'affiche ou la dresse comme une curiosité, un désir ? Est-ce qu'elle l'exhibe même comme un point de son intimité ou la cache-t-elle ? En a-t-elle un peu honte ? Ses sentiments sont-ils ambivalents ? L'utilise-t-elle comme un vilain objet près d'un joli visage pour le mettre en valeur, comme ces reines qui se faisaient toujours accompagner de singes afin d'exalter par contraste leur beauté ? Est-ce le point d'un point d'interrogation, un point de non-symétrie dans un visage régulier ?

Les médecins auraient tort de voir en cette irrégularité seulement un élément anatomique, une lésion. Bien sûr certains nævi peuvent être dangereux et il faut être très vigilant. Après avis du spécialiste, il y a nécessité parfois à les enlever pour éviter des risques de cancérisation mais, dans son cas, c'est une verrue séborrhéique donc une tumeur sans gravité.

— Pourquoi venez-vous ?

— Pour les paupières et mon cou. Je voudrais un lifting.

— Expliquez-moi.

— Bon voilà, je pars au Brésil avec mon mari qui a un nouveau poste, un poste important et vous comprenez, je voudrais, vous comprenez... (à vrai dire, je ne la comprends pas bien).

— Allez-y.

— Voilà, mon mari occupait une bonne situation en France, il est promu en Amérique du Sud. C'est un homme très brillant, je lui ai dit que j'étais d'accord pour partir mais que je voulais me faire un petit plaisir avant.

— Qu'est-ce qui vous gêne dans votre visage ?

— Oh ! j'ai des poches, surtout le matin, et regardez mon cou.

Je ne vois rien, si ce n'est le grain de beauté ou l'excroissance charnelle.

— Et pourquoi voulez-vous faire cela ?

— Je veux rester à la hauteur avec mon mari.

— Vous vous entendez bien ?

— Très bien. Nous sommes un couple uni sur tous les plans. Je préfère m'y prendre à temps, je ne veux pas le perdre.

— Ce n'est pas le lifting qui vous le gardera.

— Mais docteur, qu'en pensez-vous ?

— Je pense qu'il n'y a pas besoin de vous corriger les yeux ou le visage parce qu'il n'y a pas de chirurgie esthétique préventive du vieillissement ni du départ d'un mari.

Elle esquive un petit rictus du côté du point. Elle s'interroge sans doute. Le point frissonne encore. Elle semble un peu apaisée.

— Je voulais l'avis d'un spécialiste.

— Un spécialiste de quoi ?

— Un spécialiste de la beauté.

— Ça n'existe pas.

— Et vous ?

— Ça n'existe pas. Vous vous sentez laide ?

— Non, je n'ai pas l'impression. Quand je rentre quelque part, les gens me regardent.

Puis elle me dit brutalement en désignant le grain de beauté, ou l'excroissance charnue :

— Et ça, docteur ?

— Oui, ça, réponds-je en reprenant son expression pour éviter de symboliser la tumeur par un qualificatif quelconque.

Verrue aurait été péjoratif, tumeur inquiétant, grain de beauté flatteur. Nommer le point était déjà donner mon avis et je ne voulais pas le donner.

— Il faut l'enlever ?

— Pourquoi voulez-vous l'enlever ?

— Écoutez, docteur, je vais tout vous avouer, avant vous j'en ai vu un autre.

— Un autre quoi ?

— Un autre chirurgien plasticien. Je suis rentrée dans son cabinet et voici la première chose qu'il m'a dite : « Écoutez madame, il y a quelque chose qui ne va pas dans votre visage, c'est ce grain de beauté. »

Le grain de beauté était devenu grain de saleté.

— Ça m'a surprise. Écoutez docteur, je ne l'avais jamais vu.

Elle ne qualifie toujours pas la tumeur. À quarante-deux ans, elle n'a jamais vu une tumeur brune située un peu au-dessus de la commissure de la lèvre gauche sur une peau plutôt blanche. Elle a vécu avec, tranquille, quarante-deux années, personne ne lui a rien dit. Comme on ne s'étonne pas d'avoir cinq doigts, elle ne s'est pas étonnée d'avoir le point. Alors, elle est rentrée chez elle et, elle a regardé ce qu'elle n'avait jamais vu. Dans le fond, c'est comme si le médecin lui avait demandé pourquoi elle avait cinq doigts, elle aurait eu beau regarder, elle n'aurait pas compris pourquoi il aurait fallu qu'elle se résigne à en sacrifier un. Elle a questionné ses amies qui, gênées, n'ont pas su quoi lui répondre.

— Est-ce beau ? Est-ce laid ?

Beaucoup lui ont dit :

— Écoute, on te connaît comme ça depuis toujours, on n'a jamais vraiment remarqué.

Certaines ont menti sans doute. Pendant un mois, un tribunal du point a donc été mis en place, il ne pouvait y avoir que deux sanctions, le non-lieu ou la peine de mort. « Mort au point », de toute façon, il ne pouvait s'en sortir indemne. Pourtant, comme il était bien avant, il dormait tranquille au coin de la bouche. C'était une place privilégiée, on comprend que certains aient voulu l'en enlever.

J'informe la patiente qu'il n'est pas dangereux mais je n'ai pas l'impression que ce soit son réel problème car elle continue :

— Mais est-ce que c'est moche ?

— Écoutez, quand les femmes n'en ont pas, par maquillage ou tatouage, elles s'en fabriquent, ce sont les mouches (c'est drôle d'ailleurs ce qualificatif, on pourrait parler de la beauté des mouches). Il y en a d'autres qui en ont et qui les détestent, faites votre choix.

En réalité, je me fais l'avocat du point. Mais le point l'interroge de plus en plus.

— Si je vous l'enlève, je vais le remplacer par une petite cicatrice. Si minime soit-elle, elle peut vous déplaire beaucoup plus que le point. Quand vous êtes allée voir ce médecin, y êtes-vous allée pour le grain ?

— Non, j'y suis allée pour mes paupières et mon cou. Il m'a d'ailleurs dit que j'avais raison.

Le lifting inutile peut encore être évité mais le grain de beauté ne peut plus, à tout jamais, se blottir au coin de sa lèvre sans s'y faire remarquer. Si je l'ai sauvé un moment, ce n'est sans doute qu'un sursis. Personne ne peut le dire.

Elle prend congé, elle me paraît un peu apaisée, un peu plus sûre d'elle.

Le point s'éloigne, je crois distinguer un imperceptible frémissement.

Nous avons tous des grains de beauté qui dans l'immense majorité des cas sont bénins. Dans le cas de cette patiente c'était une verrue séborrhéique sans gravité. Cependant, certains peuvent être dangereux. À l'âge adulte, si un grain de beauté apparaît, se modifie, change de couleur, grossit, saigne, l'avis du médecin est impératif. Il faut également accorder une attention toute particulière aux zones de frottement, ceinture, soutien-gorge, joue après rasage, paumes des mains, plantes des pieds où ils peuvent être presque incolores. Au moindre doute, il faut les faire examiner.

— Je dois partir en vacances.

— Vous ne pouvez pas, il faut d'abord vous opérer.

La femme insiste. Je suis formel. Une tache noire sur sa cuisse gauche a un peu grandi.

— Après mes vacances, docteur.

— Non, non, tout de suite.

Elle se met en colère tout en restant polie.

— C'est bien la peine d'être à la retraite.

Son mari parle peu. Faisons pour le mieux, semble-t-il lui dire avec une extrême douceur.

Pourquoi est-elle venue consulter juste avant ses vacances si elle n'est pas inquiète ?

Son agressivité est du dépit. C'est mon verdict qui lui fait peur.

— Après les vacances, tente-t-elle encore pour me tester.

Je reste ferme. Si j'accepte, je suis certain que c'est elle qui me demandera une intervention rapide.

Une semaine après, la tache enlevée, j'ai le résultat de l'anatomopathologie. On aurait pu espérer un diagnostic de nævus bénin mais, hélas, il s'agit du mélanome redouté. Stade III. Ce grade indique la profondeur à laquelle s'est enfoncée la tumeur dans le derme. Elle est en bonne corrélation avec le pronostic. Un dixième de millimètre audessus c'est la vie, un dixième de millimètre au-dessous c'est la mort, une minute avant c'est la vie, une minute après c'est la mort. Le stade III est à la croisée de ces chemins. Tout est une question de marge. Il n'y a qu'en mathématiques que les lignes n'ont pas d'épaisseur. Dans la nature, la limite a des bords.

— Je dois vous expliquer certaines choses, préférez-vous que je demande à votre mari de sortir ?

— Non, docteur.

Cette façon de procéder n'est cependant pas la meilleure. En effet, même si l'intéressé préfère être seul, souvent il n'ose pas le dire devant son conjoint. J'informe la patiente de l'incertitude de l'avenir mais de manière optimiste. Son mari ne dit mot. Elle ne semble pas affectée par la nouvelle. Je lui explique le déroulement des jours suivants. J'écris au radiologue.

— J'ai besoin d'un scanner. Nous en reparlerons la semaine prochaine. Vous devez aussi...

Le mari m'interrompt :

— Excusez-moi, il faut que je descende, je dois changer mon parcmètre. Tu me rejoindras quand le docteur t'aura donné la lettre.

— J'aime pas les photos, même avant d'être brûlé, je n'étais pas photogénique.

Voir son visage. Il n'y a pas longtemps, il ne pouvait

qu'être offert à l'autre qui vous en renvoyait l'image. Nous avons inventé des techniques pour le représenter, miroir, photo, télévision, cinéma. Ces instants, pourtant très courts, où nous pouvons nous observer nous-mêmes, quelques minutes par jour, ont tout changé à notre façon d'être. Pas si anodine, l'interdiction de se représenter dans certaines religions, de mettre son visage à terre pour se prosterner, ou de porter la main à ses yeux pour prier.

Même les aveugles ne peuvent y échapper. Leurs demandes en chirurgie esthétique ne sont pas rares. Est-ce pour eux-mêmes ou pour le regard des autres ?

Mais que penser de la personne à qui on refait le nez et qui ne se rappelle plus au bout de quinze jours comment elle était avant ?

Une patiente blonde à qui j'ai refait le nez il y a sept mois revient radieuse, un sourire éclatant, sa mère qui l'accompagne aussi.

— Docteur, c'est super, c'est plus moi. Je ne sais pas comment vous dire, c'est plus moi. J'ai un tempérament doux et mon nez était dur. C'est plus moi quoi ! Je voulais vraiment vous remercier. Vous pourriez me remontrer les photos, je ne me souviens plus comment j'étais.

Sa mère renchérit :

— Oui, merci beaucoup. On a tout de suite été très contentes.

La fille de nouveau :

— Oui, Philippe, mon fiancé, n'a pas bien compris pourquoi je m'étais fait opérer. D'ailleur lui n'a pas trouvé de changement. Il y a des gens qui m'ont dit que c'était mieux et d'autres qui ne savaient pas trop. La plupart ne s'en sont pas aperçus, mais moi je m'en fiche. Là, c'est plus moi.

Oublier son ancien visage, s'interroger sur lui comme sur celui d'un étranger, demander les photos pour se souvenir est habituel. Comment l'expliquer ? La correction est si conforme à ce que le patient voulait être que son image antérieure est occultée. Vingt ans de nez pour l'oublier en quelques jours !

La beauté est dans le mouvement, la vie aussi. Nous ne pouvons appréhender cette réalité par la photographie qui par définition ment. Quand on dit de quelqu'un qu'il est photogénique, ce n'est pas lui faire un compliment. Le dictionnaire stipule : qui produit un effet supérieur à l'effet du produit naturel. Si vous n'êtes pas photogénique tant mieux pour vous, ne vous faites pas opérer. Sauf dans quelques métiers particuliers, on ne vit pas sur papier glacé ou sur le petit écran. La photo est un outil qu'il faut savoir utiliser tout en en définissant les limites. Je suis contre les catalogues de résultats que montrent certains praticiens comme si on était au bazar et que les corps étaient des pull-overs. Quelles photos faut-il montrer, les bonnes ou les mauvaises ? Il faudrait en voir mille pour se faire une idée ou plutôt il faudrait voir mille patients en train de bouger, de rire, de parler à la lumière électrique comme à la lumière naturelle. L'impasse sur une explication longue, précise et adaptée est souvent la cause de ces clichés. La chirurgie plastique ne peut être qu'une chirurgie sur mesure, il ne peut exister de prêt-à-porter.

Les myopes ont peut-être de la chance de voir leur visage flou. Certaines demandes ne surviennent qu'après la pose de lentilles mais perçoivent-ils ainsi vraiment une réalité plus objective ?

J'entre dans la salle de consultation. Je vois trois personnes d'abord de dos. Elles sont déjà assises, deux adultes, un homme et une femme, qui entourent une jeune fille sur une chaise roulante. Je m'assois au bureau et je demande :

— C'est pour qui ?

La femme de droite, sans doute la mère, fait un petit signe de la tête en direction de la jeune fille comme pour ne pas lui prendre la parole. La jeune fille sourit, dévoilant une très belle dentition. Elle sourit encore, ses dents supérieures sont un peu en avant. Très gracieuse, elle sourit toujours, ses dents sont d'un blanc éclatant. Lors du mouvement de ces lèvres, je distingue à peine une discrète asymétrie que j'interprète comme une très légère paralysie faciale gauche.

— Vous êtes les parents ?

— Oui, répondent en chœur les deux adultes.

La jeune fille sourit encore.

— Vous avez quel âge, mademoiselle ?

— Dix-huit ans.

— Pourquoi venez-vous ?

— Pour mes seins.

Elle s'arrête un peu entre chaque groupe de mots mais elle est compréhensible. À chaque arrêt, elle sourit un peu. Brune, sa longue chevelure lui tombe sur les épaules.

— Mes seins sont trop gros. J'aimerais qu'ils soient plus beaux.

Sa mère prend la parole :

— Avant l'accident, elle avait des jolis petits seins. Elle est restée quatre mois dans le coma, docteur. On m'a dit que c'est la position couchée qui lui a entraîné des seins pareils et puis tous les médicaments qu'on lui a donnés !

La mère, peut-être métisse, est plutôt fluette, sa poitrine est petite.

— Que s'est-il passé ?

— Elle a eu un accident de quadricycle.

— Qu'est-ce que c'est un quadricycle ?

— C'est une sorte de petite moto à quatre roues. Elle a eu un syndrome cérébelleux, ils l'ont rééduquée à Garches où ils ont découvert un ostéome. Le docteur K. l'a opérée. Elle arrive un peu à marcher si on l'aide. Elle a la main droite complètement paralysée.

En effet, ses doigts et son pouce sont complètement

recroquevillés dans sa paume. Elle sourit encore. Ses seins la gênent mais elle sourit.

— Alors, ils vous gênent quand, mademoiselle ?

— Avant, j'avais des jolis seins. Maintenant, ils sont moches.

— Ça vous gêne quand ?

La mère reprend la parole :

— Oh, elle me fait toute une vie quand j'achète un soutien-gorge ! Il faut que je le reprenne ici, que je le reprenne là.

Le père s'exprime pour la première fois :

— Si ça peut l'aider pour marcher.

— Bien, montrez-moi vos seins, mademoiselle.

Ses parents la mettent debout. La maman lui enlève son tee-shirt puis son soutien-gorge. Elle a des seins un peu gros et qui tombent assez. Ce n'est pas l'accident qui en est la cause. Elle avait quatorze ans et maintenant elle en a dix-huit, ses seins se sont abîmés pendant cette période, comme chez de nombreuses autres jeunes filles, et on ne sait pas pourquoi.

— Alors, qu'est-ce qui vous gêne, mademoiselle ?

— Ils ne sont pas beaux.

Je lis la lettre du médecin rééducateur qui désire que je l'opère, il n'a pas mis de motif comme s'il ne souhaitait pas prendre pour prétexte le problème fonctionnel tout en ne s'avouant pas l'importance du problème esthétique. J'explique à la patiente la position des cicatrices.

— Elles seront grandes, docteur ?

— Assez. Que préférez-vous, des cicatrices ou rester avec la forme actuelle de vos seins ?

Elle regarde en direction de ses parents, sourit, puis demande de nouveau :

— Elles seront très grandes ?

— Moyennes.

La mère me dit :

— Elle a dix-huit ans, c'est à elle de choisir. Je considère que c'est comme ça.

— Vous avez raison, vous pouvez vous rhabiller.

Les deux parents se lèvent. La maman remet le tee-shirt à la fille tandis que le père la maintient.

— Le médecin t'a tout expliqué, dit la mère à sa fille qui m'interroge alors :

— Est-ce qu'un jour, si j'ai un enfant, je pourrai allaiter ?

— Oui, bien sûr.

— Et y a-t-il une insensibilité du mamelon ?

Beaucoup de femmes ne s'informent pas spontanément sur ce sujet. Cette jeune fille de dix-huit ans, avec un handicap fonctionnel et des difficultés intellectuelles, m'avait posé toutes les bonnes questions.

— Ça dépend des femmes, on ne peut pas le savoir. Est-ce que vous vous rappelez l'accident ?

— Oui, on est rentrés dans un poteau, j'ai ouvert les yeux. J'ai cherché mon copain, il était allongé, j'ai tourné sa tête, il y avait du sang qui sortait de son nez.

Elle sourit. La mère me dit :

— Les médecins m'ont dit qu'elle était en coma d'emblée.

— Ils l'ont opérée ?

— Oui, ils l'ont opérée en urgence d'un hématome frontal.

— Et le jeune homme ?

— Il est mort, chuchote la mère.

La jeune fille sourit. Troublé, je reviens à l'aspect technique.

— L'indication est bonne. Elle aura une autotransfusion et une mammographie avant l'intervention.

La consultation est terminée. Le père pousse la chaise roulante de sa fille. Je fais un signe à la mère pour qu'elle reste un peu avec moi.

— Quelle capacité de compréhension a-t-elle ?

— Après son accident, elle était complètement amnésique, elle ne parlait plus, il a fallu repartir à zéro. À l'heure actuelle, elle apprend même l'anglais et ses profs la trouvent intelligente.

Elle avait peut-être une certaine lenteur d'idéation mais elle posait des questions de femme tout en ayant parfois une attitude d'enfant.

— Je l'ai pour les vacances et le week-end. En 93, je serai à la retraite, je l'aurai tout le temps. Son plaisir c'est de marcher, elle veut se fatiguer, qu'on aille toujours plus loin. En ce moment, elle a pris un peu de poids, elle fait cinquante-cinq kilos, elle est insupportable car elle veut maigrir. Que pensez-vous du régime H. ?

— Je ne le connais pas.

— C'est un régime à base de plantes.

— Faites-le-lui faire, de toute façon nous verrons après l'intervention. Vous avez d'autres enfants ?

— Oui, j'en ai deux.

— Elle s'entend bien avec eux ?

— Assez bien avec le premier, un peu plus mal avec le second. Docteur, elle aura des seins de quel volume ? comme moi ?

— Non, vous avez des tout petits seins, ils seront quand même un peu plus gros.

— Mais, vous savez, ils sont petits à cause de mes trois enfants. J'ai un deuxième handicapé, il est né avec une perforation anale, cela fait quatre fois qu'on l'opère. Le docteur m'a dit que la prochaine intervention est à quinze ans, il a dix ans.

— Il est incontinent ?

— Oui, je le lange, mais depuis l'accident de sa sœur, les choses se sont aggravées. Il sent venir l'odeur et il ne nous le dit pas. Le troisième est bien. Si elle veut maigrir, c'est parce qu'elle est très jalouse de moi, vous savez ! Elle me voit mince et elle grosse.

— Elle est jalouse que vous soyez mince, mais pas que vous marchiez ?

— Oh ! certainement un peu. L'étonnant est qu'elle me pousse à danser. Nous sortons beaucoup, je l'emmène toujours. Elle me dit d'abord : « Non, je vais rester mon derrière sur la chaise » mais une fois qu'elle y est, elle est contente. Elle me dit : « Maman, danse. » Moi, je n'ose pas parce que vis-à-vis d'elle, je ne veux pas lui faire de peine, c'est elle qui me pousse. Vous savez elle est très souriante, elle sourit tout le temps. Elle a eu quelque chose à la figure. Quand elle est fatiguée, ça se dévoile un peu plus, elle est sans doute un peu paralysée.

— Vous êtes vendeuse ?

— Non, c'est ce que j'ai dit à votre secrétaire parce que je n'ai pas osé, je travaille sur le trottoir.

— Pourquoi ce travail ?

— Oh ! je n'avais pas fait d'études, c'était le plus facile.

— Quel âge avez-vous ?

— Vingt-six ans, je suis une ancienne toxico. Je suis en train de me désintoxiquer.

— Vous en prenez encore ?

— Non, ça fait un an que je n'y touche plus.

— Et pour la séropositivité ?

— Non, j'ai toujours fait attention aux seringues. Je fais toujours mettre des capotes, même pour les fellations. Y a des mecs qui veulent pas et pas les plus cons.

— Et alors ?

— C'est moi qui suis obligée de leur faire un petit cours de morale. Faut dire qu'avec tous ces médecins qui disaient que ce n'était pas grave pour les rapports avec la bouche, ils avaient oublié qu'on faisait plusieurs clients de suite et qu'ils pouvaient se faire contaminer par le sperme de l'autre. De toute façon, même s'il n'y avait pas de virus, je ne pourrais pas le faire sans capote.

— Pourquoi venez-vous ?

— Pour mes seins et mes cicatrices. Je voudrais des plus gros seins.

— Beaucoup plus gros ?

— Oui, beaucoup plus gros, me dit-elle avec un petit sourire en coin.

Elle simule un volume avec ses mains, très imposant.

— C'est pour votre travail que vous le voulez ?

— Oui, mais aussi pour moi. J'aime les gros seins.

Dans la suite de la discussion, j'essaie de discerner ce qui vient de son désir de ce qui pourrait venir des nécessités de son travail. J'ai la conviction que la deuxième raison est accessoire. C'est une jolie femme qui n'a sans doute pas besoins d'appas supplémentaires. Elle insiste sur ses cicatrices qu'elle veut enlever en même temps. Je l'examine. Son corps en est lardé, témoin de multiples points de piqûres. Je découvre ses seins déjà d'un certain volume, mais qui tombent, un peu tristes. Son corps entier est triste. Elle me montre des tatouages dont elle ne prononce jamais le nom car elle les assimile aux cicatrices. À l'évidence, ce corps a eu mal et porte les marques de sa souffrance. Il tente de se retrouver en se transformant un peu, comme pour se chérir, un corps que sa propriétaire a décidé enfin d'aimer, lui qu'elle n'avait pas ménagé. Elle veut le récupérer pour se récupérer elle-même. Rendez-vous est pris.

— Très gros, docteur, me répète-t-elle avant de partir en m'indiquant de nouveau le volume avec ses mains.

L'intervention commence. Je lui badigeonne d'un produit désinfectant tout le corps. C'est une situation rare en chirurgie où le corps n'est vu en général que par le morceau à ouvrir : les seins, un pied, un bras. Mais elle a des cicatrices et des tatouages partout sur les jambes, les bras, le ventre. Sur ce corps meurtri, mon regard s'arrête sans le vouloir quelques secondes sur son triangle pubien, qui paraît être une zone préservée, calme, douce. L'opération se déroule sans le moindre souci.

Le soir, je finis tard ma consultation. Je vais ensuite voir à l'étage de l'hospitalisation les opérés du jour. Dans le couloir, j'entends des cris. Je suis certain que c'est elle. J'arrive dans l'office où les infirmières confirment ma présomption.

— Elle est sans doute en manque après l'anesthésie, leur dis-je.

Je vais la voir.

— Docteur, donnez-moi mes cigarettes, c'est la seule chose à laquelle je me raccroche quand je suis en manque, on me les a prises.

Elle se contorsionne dans son lit assez agressive. Je lui rends ses cigarettes et l'autorise à fumer malgré l'interdiction de principe. On ne peut pas tout exiger en même temps, mais je demande à l'infirmière de la surveiller tous les quarts d'heure pour éviter qu'elle ne se brûle ou qu'elle ne mette le feu à ses draps en s'endormant. La situation se calme ainsi.

Obscurité.

Une femme châtain, je la reconnais. C'est le début d'un rêve que j'ai fait cette nuit-là.

Nuage.

Le lendemain à la visite je croise sa sœur qui est venue la voir.

— Ma sœur a trouvé ça très beau, me dit-elle.

C'est comme si le corps du médecin était absent lors d'une consultation et encore plus au bloc opératoire ou aux urgences. La blouse blanche ou la tenue de chirurgien semble gommer toutes les sensations ou sentiments que je pourrais éprouver envers une personne. Ce rêve m'a montré qu'en réalité, loin d'être effacés, ils sont enfouis et peuvent rejaillir à tout moment. Éveillé aussi, ils peuvent resurgir, mais de manière plus fugace, comme l'a fait le sexe de cette femme qui tout d'un coup redonnait une dimension humaine, sensuelle à ce corps étendu. Dans la vie consciente, le contrôle est réflexe mais dans le rêve c'est une autre histoire. Le lieu d'examen fait aussi la dichotomie. Voir une personne en dehors du lieu de travail peut déclencher des sentiments qui n'auraient jamais vu le jour en consultation.

Ce contrôle, cette protection ne fonctionne pas que du côté du plaisir, le même mécanisme se produit du côté de l'horreur. Voir un brûlé déchiqueté dans mon centre me laisse sans émoi bien que la réalité puisse réapparaître par instants ou dans des rêves. Par contre, la vue de corps balafrés, abîmés, dans des magazines ou à l'écran, suscite chez moi du dégoût parfois à la limite du supportable. Je n'ai, malgré mon métier, jamais pris l'habitude de ces images, c'est l'endroit où je travaille et la fonction que j'occupe qui en neutralisent ou en anesthésient le sens pour un moment. Tout comme un homme dans une situation de danger peut marcher des heures avec une jambe cassée sans penser à la douleur pour sauver sa peau, c'est l'action qui me met à l'abri des réactions affectives.

Obscurité.

Une femme châtain. Je me vois lui demander quelque chose. Elle s'en va, je la suis. Elle ouvre une porte, un vestibule marron, crasseux, la peinture s'écaille au mur, une lampe de faible intensité pend du plafond sur son fil électrique, une autre porte, une chambre aux murs à deux couleurs séparées par une bande blanche horizontale d'un centimètre ou deux, dans leur moitié inférieure du même marron que le vestibule et plus claire au-dessus, presque jaune, des traces noires verticales, certainement des gouttes d'eau qui ont dégouliné et repoussé la salissure sur le côté. Il fait chaud, humide, moite. Deux matelas, à même le sol, collés l'un à l'autre contre le mur, recouverts simplement d'un drap blanc, semblent gorgés d'eau. Une autre lampe pendue à un autre fil jaunit encore la pièce. La femme est habillée, je ne parviens pas à me rappeler la nature de ses vêtements. Pourtant, il me semble connaître certains secrets de son corps, ses cicatrices, ses marques. Elle me tend une capote, une énorme capote, le double au moins de la grandeur normale. Elle est marron, avec de multiples petits reliefs. Elle n'est pas ronde mais plutôt allongée. C'est une fente, c'est un sexe de femme. Elle le tient dans sa main et me le propose en souriant. Mais pourquoi suis-je venu ? Pour faire l'amour ? Je ne sais pas. Je n'ai pas envie de faire l'amour. Elle me regarde et sourit, son œil est très gros et sa main m'offre ce caoutchouc sexué. Je sais que je ne la toucherai pas et que quelque chose va se passer. Je ne sais pas quoi. La chambre, les draps, la peinture marron, les couleurs blafardes. Je regarde la main de la femme brandissant ce sexe. Le drap bouge un peu sous le premier matelas, celui le plus éloigné du mur, c'est comme s'il gonflait un peu. Il se soulève. Une tête d'enfant en sort qui me regarde, un garçon de cinq ou six ans. C'est son enfant sans doute. Je vais pouvoir partir. Il ne peut pas être témoin.

Nuage. Obscurité.

Une route des arbres. Derrière les arbres, il me semble voir une rivière. J'entends des voix. Je déduis que des hommes doivent pêcher. Il doit y avoir du poisson, des brochets peut-être. Je continue sur la route, ils vont dans le même sens que moi. Le vent et leur marche font frissonner les arbres et je ne fais que les deviner ainsi que la rivière que je n'ai encore jamais vue. Ils doivent pêcher à la cuillère car ils se déplacent le long du cours d'eau. J'arrive à un pont. Je le distingue au loin. Je vais enfin voir ce qui se passe car le pont n'est pas bordé d'arbres. Le ciel est bleu avec quelques nuages. Il fait très clair, c'est le matin. J'arrive au pont. Un oiseau passe. Vite, un homme met une énorme épuisette sur le trajet de l'oiseau. Le diamètre de l'épuisette fait bien deux mètres et la longueur de son filet au moins vingt. Il flotte au vent derrière le pont et au-dessus du cours d'eau que je vois enfin. L'oiseau, toute aile ouverte, emporté par son élan, rentre dans l'épuisette, continue encore un peu sa course et bute sur le fond du filet. Le pêcheur d'oiseau, qui n'a pas de visage, resserre le filet à mi-longueur pour ne pas laisser l'animal s'échapper. Son plumage est noir marron avec une bande jaune-blanc sur la tempe. Du fait de sa longueur l'extrémité du filet rejoint l'autre côté du pont où une très vieille dame attend devant une sorte de nappe qu'elle a étendue sur l'herbe. Une dizaine d'oiseaux y sont étalés, la tête vers cette femme, la queue vers la route. Morts, posés sur le côté, leurs cous sont démantibulés. À l'évidence, on le leur a tordu. L'extrémité du filet est à côté de la nappe avec l'oiseau. Je demande à la dame toute ridée :

— Est-ce que je peux en acheter ?

Elle fait pétiller ses yeux en guise de réponse.

— Oui, mais j'aimerais l'acheter vivant, dis-je en désignant celui qui est encore dans le filet.

Nuage.

Écran

Soif.

L'homme se pencha pour boire et il aperçut dans l'eau troublée par les ondes un visage qui le buvait aussi.

— MAIS, vous cacher derrière quoi ?

Ma patiente semble ne pas entendre ma question et passe à autre chose.

Se cacher derrière le corps.

Le corps écran en somme.

Le corps où se projette un film dont il faut comprendre le sens mais qui cache l'envers du décor.

Entre-corps avec soi-même, avec l'autre, avec les autres, tout se mélange pour être un « autre-chose-aussi ».

— Mon visage est comme une pomme qui sort du four, commence par me dire cette femme à la cinquantaine révolue. Mes yeux sont secs, je n'ai plus de larmes. J'ai l'impression que je me déshydrate. À part une ride au front depuis l'âge de seize ans, peut-être due à une brûlure, je paraissais plutôt jeune, mais, à trente-six ans, j'ai eu un cancer de l'utérus. Il m'a énormément marquée, tout le monde m'a considérée un peu comme une pestiférée et je me suis moi-même pestiférée en me trouvant des tas de défauts. Ce qui m'a fait le plus mal dans la maladie, c'est d'avoir vieilli en trois mois de temps. Je me suis vite résignée et je me suis cachée chez moi.

— Vous vous êtes cachée ?

— Oui, dans ma petite maison, à la campagne. J'ai eu envie de mourir, non pas parce que j'étais malheureuse mais parce que ma vie était finie. Je n'avais pas d'idées suicidaires, c'était venu comme ça, j'étais prête. Guérir pourquoi ? Tu es seule, personne ne te regarde. Je suis là avec mes chiens et c'est tout. Mais un jour, je me suis dit, mon Dieu, tu es dans un tombeau à ciel ouvert. On t'a fait une hystérectomie et tu es là pourquoi ? N'abandonne pas. Il faut que tu t'accroches. Alors, j'ai voulu changer, j'avais les cheveux très courts, très très courts, je les ai laissé pousser, j'ai fait un peu de toilette, du sport et j'ai décidé de prendre soin de moi. Docteur, je ne sais pas si c'est une bonne façon de se cacher derrière !

Corps-écrans à eux-mêmes et à nous.

Corps et décor, corps ou décor. Ne voit-on pas que le décor ?

Derrière, c'est l'envers. Et l'on chercherait à voir ce qui est offert à notre vue et pourtant si difficile à discerner. Mais le corps peut faire écran au corps, qu'il soit maison qui protège ou tombeau qui tue, les deux ensemble, ou bien l'un après l'autre...

Derrière, c'est l'envers et en y regardant d'encore plus près, c'est cet « autre-chose-aussi ».

Ce contexte que j'appellerai « corps-écran » m'est, peu à peu, apparu évident au cours de ma pratique. Ses facettes sont nombreuses, parfois trompeuses, avec ses dangers mais le mécanisme est toujours le même : il s'agit de se cacher derrière son corps.

L'histoire de ce jeune homme d'une vingtaine d'année est assez caricaturale.

La porte de mon bureau de consultation est à peine assez large pour le laisser entrer. Il est assis sur un fauteuil roulant. En costume gris, chemise blanche, sans cravate, le bouton du col ouvert, il se dirige vers mon bureau, déplace d'une main les chaises qui le gênent et, de l'autre, manie par une roue son engin. Le pantalon trop large laisse deviner des jambes frêles, inertes, penchées un peu à droite, posées comme des objets indépendants reliés par sa ceinture noire au reste du corps. Je comprends qu'il est paraplégique. Il n'a pas encore pris la parole mais je présume qu'il vient prendre un avis pour une escarre du sacrum ou du périnée. C'est une pathologie fréquente chez ces paralysés qui n'ont aucune sensibilité au niveau du siège. L'homme sans handicap ressent, lorsque la pression sur ses fesses est un peu longue, un stimulus (comme une légère douleur inconsciente) qui l'incite à bouger un peu et empêche les os du bassin d'écraser les téguments trop longtemps au même endroit. Le paraplégique ne sent rien et, sans une décision volontaire de sa part qui consiste à soulever de manière régulière le bassin en prenant appui sur les mains, il abîme sa peau. Quelques heures immobiles suffisent pour qu'une plaie se produise, l'escarre est alors constituée, longue et difficile à cicatriser. Le secours du plasticien est parfois indispensable pour conseiller certains pansements ou pour une intervention chirurgicale.

En réalité, loin de ces préoccupations, il me surprend dès les premiers mots qu'il prononce.

— Je viens pour mon nez, me dit-il.

Il n'a pas d'escarre et j'ai préjugé à tort des raisons de la consultation. Quand j'essaie de comprendre ses motivations, je suis déconcerté par cette affirmation qu'il m'énonce comme un secret mais sans la moindre hésitation :

— Vous savez, docteur, en réalité, il me gêne avec les filles.

Son nez le gêne avec les filles mais à aucun moment, sa paralysie ni les problèmes qu'elle doit immanquablement lui poser n'ont été incriminés. Non, son nez focalise son attention, et il attribue son manque de succès dans les conquêtes féminines à cet appendice et à rien d'autre. Je n'aborde pas dans ce premier entretien les côtés plus intimes, sa manière de prendre du plaisir, ses expériences sexuelles s'il en a eu. Il est trop tôt. Non, avec une sincérité indéniable, il pense que c'est son nez qui le gêne avec les filles. La vérité trop aveuglante n'est plus perçue. Il serait très imprudent de lui faire voir trop vite et sans préparation. La décision opératoire ne doit pas être prise à la va-vite. Il n'est pas question de lever cet écran sans précautions.

Trompé par la souffrance. Quand on s'écrase un orteil, pour en diminuer le mal on se tape plusieurs fois sur la cuisse un peu fort. On s'invente une douleur pour effacer l'autre mais c'est l'orteil qu'il faut traiter pour guérir.

Je veux redevenir comme avant, avait dit cette femme que j'avais opérée à mes débuts. Un nez réussi, et pourtant. Le corps-écran avait fonctionné à plein. La signification profonde de sa demande lui avait échappé. De mon côté, jeune chirurgien ébloui par la nouveauté du geste, j'avais manqué de discernement comme un film dont on n'aurait regardé que les images et dont on aurait oublié d'interpréter le sens. Un sens que je n'ai jamais compris car, quand les choses se sont mal engagées, il est très difficile ensuite de les rattraper. Le nez comme un crochet avait retenu la souffrance, et nos attentions (celle de la patiente et la mienne) s'étaient cristallisées seulement sur l'esse. Émoussée par la chirurgie, la souffrance s'était détachée, encore plus douloureuse, et la patiente n'avait pas trouvé d'autre solution que de réclamer de nouveau son crochet. Trompé par l'écran, j'étais bien décidé à faire plus attention.

Peu de temps après, un instituteur consulte pour son nez tordu par une ensellure très disgracieuse due à une fracture ancienne. Une barbe noire peu travaillée, de deux centimètres de longueur environ, qui monte très haut sur les joues et les sourcils drus de même couleur effacent une bonne partie de son visage. Nous sommes dans une journée chaude du mois de juin. Assis en face de moi, en chemise à carreaux à manches courtes, il m'explique les circonstances de son accident de voiture survenu il y a deux ans. Il ne portait pas sa ceinture de sécurité, le nez avait heurté le volant.

Lui aussi voulait redevenir comme avant, ce qui me prouve a posteriori que ma première patiente avait vécu la chirurgie comme un accident.

Mais la fracture peut donner une fausse légitimité à la demande initiale et l'on pourrait moins s'en méfier car elle joue un rôle d'écran bien plus réaliste. La consultation ne s'inscrit plus dans le cadre d'une chirurgie dite esthétique mais réparatrice. Le nez est cassé, il faut recoller les morceaux. Le traitement est complexe, il faut prendre un greffon osseux au niveau de la hanche, lui donner sa forme et le fixer solidement entre la muqueuse et la peau de l'auvent nasal. Je pourrais m'arrêter à ces explications et fixer avec le maître d'école un rendez-vous opératoire. Je ne sais pas quels sont les détails qui m'incitent à retarder ce moment.

Je lui fais comprendre que si l'intervention est possible certaines précautions sont nécessaires. Il n'a pas l'air étonné. Sans doute pense t-il que je vais lui parler d'électrocardiogramme, de radiographie pulmonaire ou d'examens de sang. Mal à l'aise, je parviens à lui dire qu'une consultation préalable avec le psychiatre serait bénéfique, « ou le psychologue », ajouté-je rapidement comme pour m'excuser.

J'obéis ainsi à l'idée reçue que le psychiatre soigne les fous, le psychologue les problèmes plus anodins et le psychanalyste je ne sais pas trop quoi d'intelligent mais de dangereux. Les études de médecine générale ne consacrent que très peu de temps à l'évaluation psychique des patients, la spécialisation en chirurgie plastique pas du tout, ce qui est étonnant pour une discipline où certains voudraient donner du sens à leur pratique.

L'instituteur me sourit, il ne paraît ni surpris ni vexé :

— Où dois-je contacter le psychiatre ?

Je me sens un peu ridicule car le plus étonné des deux, c'est moi.

L'enseignant, sans le savoir, était venu chercher cet « autre-chose-aussi ».

Je n'ai pas de correspondant chez qui l'envoyer. La secrétaire me donne le nom d'une personne qui travaille dans l'hôpital et dont on lui a dit grand bien. C'est donc un peu au hasard que je le l'adresse à ce médecin pour qui je dicte une lettre. Trois semaines plus tard, je reçois un courrier avec une réponse précise à des interrogations vagues. Certes, il sera bénéfique de l'opérer mais à la condition qu'il débute un travail sur le plan psychologique. L'intervention a lieu deux mois plus tard, l'ablation du plâtre quinze jours après, c'est un bon résultat.

— J'ai encore mal à la hanche, me dit le patient.

— C'est normal, c'est l'endroit de la prise de greffe, le morceau d'os prélevé pour reconstituer votre nez. Dans un mois, vous n'y penserez plus.

Un an après, de nouveau l'été, une journée très ensoleillée, une chemisette bleue sans carreaux, notre instituteur vient à la visite de contrôle. Très souriant, il semble avoir un peu maigri.

— Je suis très content, annonce-t-il d'emblée.

J'examine son nez sous tous les angles. Il est rectiligne, on pourrait tirer une droite au fil à plomb. La vilaine ensellure a disparu. Je penche sa tête, la tourne à droite et à gauche, la regarde d'en haut et d'en bas. Je suis satisfait et prends une série de photos. Il s'avoue ravi et j'attends le moment où la conversation va s'engager avec plus de précision sur son nez. Le temps passe, à aucun moment la discussion ne se porte sur l'appendice rectifié.

Frustré, je ne résiste pas à lui poser la question fatidique :

— Et votre nez ?

— Ah, mon nez ! Ah oui, docteur, mon nez !

Il semble réfléchir et pendant ce silence je vois son visage. Non, il n'a pas maigri, il a rasé sa barbe.

— Il est bien mon nez, mais vous savez, docteur, je me suis aperçu que ce n'était pas le problème. Grâce à lui, j'ai pu commencer une analyse.

Je pourrais m'être habitué au corps-écran car les exemples sont très nombreux. Pourtant, je garde le même étonnement lorsque, dans l'histoire, je parviens à l'épilogue. Une de mes observations les plus récentes m'a encore stupéfait. Pourtant, je crois que, sans en avoir vraiment conscience, je connaissais le dénouement bien avant la fin.

Le nez de ce jeune homme blond, cheveux courts, tiré à quatre épingles, n'est pas si gros. Ingénieur spécialisé dans le nucléaire, il habitait en Nouvelle-Calédonie dans sa jeunesse. Très cartésien, il a besoin de tout comprendre. Ce qui le gêne dans sa requête, c'est qu'à la fois il a envie d'une modification de son nez et qu'au bout du compte il n'a pas d'explication logique à ce désir. Alors, il tourne autour du pot, parle de ses parents qui comptent beaucoup, de sa cellule familiale, de son père gendarme.

— Mon nez est le mélange du nez de mes deux parents, affirme-t-il.

Il est fils unique. C'est mon dernier patient, nous discutons longtemps. La conversation s'égare vers d'autres thèmes pour toujours revenir à son nez.

— Il n'est pas si important, lui dis-je.

— Non, je le sais.

Et il repart dans une explication un peu mathématique à laquelle il ne croit pas vraiment, moi non plus.

— Docteur, je ferai comme vous me le conseillerez, conclut-il.

L'apparente futilité de la démarche contraste avec le sérieux de la personne. C'est un jeune homme raisonné, intelligent, ne prenant pas de décision à la légère. Je pourrais facilement lui dire que non, ce n'est pas la peine. Mais l'aurais-je vraiment aidé ? Je préfère réserver ma réponse et voir venir. Qu'est-ce qui se cache derrière ? Nous continuons à discuter. Pas de son nez. Par le biais de l'histoire de mes patients, j'apprends beaucoup. J'ai remarqué qu'à la lisière du problème, à travers un indice, une parole, un geste, un regard, comme par surprise l'esquisse d'une solution nous est souvent donnée. C'est en ne cherchant rien de précis qu'on découvre le mieux car on est prêt à tout entendre. La contradiction apparente entre sa sensibilité à la nature et son métier m'intéresse. Nous parlons de l'eau, de la mer, des poissons de la Nouvelle-Calédonie. Bien que très européen, une partie de ses racines sont là-bas, sentiment ambivalent d'expatrié dans sa patrie. Je ne sais pas comment, un peu plus tard, nous en sommes arrivés à parler de télévision. Peut-être m'a t-il amené sur le sujet ? En tout cas au moment où je lui parle d'un vieux feuilleton intitulé *La Quatrième Dimension* que j'apprécie beaucoup, il sort de sa poche une cassette vidéo de cette série qu'il vient de louer.

— Docteur, je vous la prête. Vous me la rendrez la prochaine fois. Vous verrez, l'histoire est formidable.

Très étonné par la coïncidence, j'accepte. Il doit revenir avec des photographies et des radios. Aucune faille, aucun indice dans la conversation. Cependant, je lui ai conseillé de faire une évaluation psychologique de sa demande. Je n'ai rien de précis à me mettre sous la dent, c'est une impression générale qui m'y pousse. Il accepte sans réticence ce qui est un signe. Rigoureux dans sa démarche, il trouve ma proposition logique.

Je rentre chez moi avec sa cassette. Il est trop tard, je la verrai une autre fois.

Quelques semaines ont passé et je dispose des éléments de décision : photos, radios et conclusions écrites du psychiatre. Ce dernier est d'accord pour l'intervention à la condition que ce soit un travail mené de concert. Il pense que nous pouvons rendre service à cet homme qui a compris l'enjeu de cette double prise en charge et à qui on peut faire confiance.

Le début de la discussion est très technique. Le projet de correction est défini sur les photos. Il me pose de nombreuses questions auxquelles je réponds avec précision. Son intérêt est scientifique, à l'évidence il aime comprendre. Il a trouvé utile la séance avec le psychiatre et aimerait poursuivre mais il est gêné car il doit partir en coopération dans quelques mois. Il ne voudrait pas commencer quelque chose alors qu'il doit s'absenter de France, sans doute la dernière excuse inconsciente à un problème qu'il a encore un peu peur d'affronter en face. Je n'apprends rien de bien nouveau à cette consultation si ce n'est qu'il n'a pas encore informé ses parents, chez qui il habite, de son intention. La cassette vidéo prêtée me revient tout d'un coup à l'esprit, je m'excuse de ne pas la lui rendre et avoue ne pas encore avoir eu le temps de la regarder. Dans deux mois l'intervention sera pratiquée, je la lui restituerai à cette occasion.

Comme à mon habitude la veille de l'opération, je vais faire une dernière mise au point.

— Alors, pas trop peur ? lui dis-je.

— Je suis prêt et content de le faire. Mais il s'est passé un petit truc chez moi.

J'éprouve une sensation bizarre car je sais ce qu'il va me dire et pourtant je n'y ai jamais pensé auparavant. Il est vingt-deux heures et demain je travaillerai son nez. Mais ce soir est un moment très important.

— Vous savez, docteur, je n'avais pas averti mes parents. Lorsque je leur ai expliqué mon projet, ça a provoqué chez eux un petit bouleversement, une sorte de remise en question. Ils m'ont donné une éducation très rigoureuse. C'est comme si j'avais contesté leur amour. Pourtant, il n'en est rien, j'ai la plus grande admiration pour ce qu'ils m'ont donné. Après bien des discussions, bien des questions qu'ils m'ont posées sur mon choix, sur le pourquoi de ma décision, un peu à court d'arguments, ils m'ont avoué que j'étais un enfant adopté. Assez dur à encaisser et troublant, après presque vingt-cinq ans passés à avoir une représentation de ce que je croyais être le fondement de ma vie. La base de l'architecture ne s'écroule pas, parce que l'important, ce sont les soins qu'ils m'ont prodigués, qui ont été de qualité, mais il y a une autre donnée. Tout de suite après, ma mère m'a dit : « Tu sais, il ne faut pas en vouloir à ta mère », en parlant de l'autre femme, celle qui m'a donné naissance. Je n'ai rien montré pourtant j'étais très en colère à l'intérieur. La mère, c'est celle qui vous a élevé, donné une éducation et non la génitrice. Sa bouche a utilisé ce terme et ça m'a choqué. Ma mère ce n'est pas l'autre, c'était elle.

Il a employé l'imparfait sans s'en rendre compte, « c'était elle », sa mère, et l'autre commence à naître.

Expatrié dans sa patrie, fils adopté dans sa famille, son syndrome est un problème de racine, son nez de naissance.

— Je pourrai revoir ma mère, non, ma génitrice, m'a informé ma mère, se reprend-il.

Le pauvre, qui pensait que son appendice respiratoire était une moyenne entre celui de son père et celui de sa mère, entrechoque les mots, coupants comme des poignards.

— Je sais maintenant que j'ai une sœur, un fait bouleversant pour le fils unique que je pensais être. C'est drôle, depuis longtemps, j'avais la sensation mal définie de son existence mais on n'y prend pas garde et on revient vite à un matérialisme de base. Le scientifique l'analyse comme une envie commune à tous les enfants uniques d'avoir un jour un frère, une sœur. Moi, je percevais quelque chose d'encore plus fort, une pointe, oui quelque chose d'étrange qui me disait qu'elle existait. Je me rappelle aussi les films où il y avait un enfant adopté. Mes parents me posaient la question : « Qu'est-ce que tu ferais si tu étais dans ce cas ? » Je me rends compte maintenant que je trouvais leur question bizarre. Ils essayaient de me tester sans arriver à m'avouer la vérité. Vous savez, ç'a été dur deux ou trois jours, maintenant ça ne change rien en soi. J'ai décidé de ne pas aller voir ma mère, ma génitrice. Je me sens plutôt mieux, j'en suis là.

Il m'a beaucoup parlé de son père gendarme sans évoquer du tout son père de sang, comme s'il était évident que sa mère naturelle en avait perdu la trace. Il sait qu'il peut retrouver sa mère, ne le veut pas pour le moment. Quant à son père, il a décidé qu'il était encore plus loin et peut-être préfère-t-il que les choses soient ainsi.

— Alors, je vous opère tout de même ?

— Pourquoi tout de même ? Plus que jamais !

Je prends congé en lui serrant la main. Derrière l'écran du nez, se dissimule toute la problématique de sa famille. C'est ce qu'il est venu chercher mais son nez aussi. Nous l'avons, avec l'analyste, suffisamment entouré pour qu'il puisse affronter dans de bonnes conditions sa vérité et son intervention. Cependant tout demeure fragile. Il faut rester prudent. Changera-t-il d'avis ? reverra-t-il sa mère ? Quel effet cela lui fera ? Nul ne le sait. Il est maître de son destin, un nouveau nez pour une nouvelle naissance.

Quand je ferme la porte de sa chambre, je ne suis pas surpris de sa révélation et c'est ce manque qui m'étonne en fait. Avant même qu'il ne me parle, je savais qu'il allait me dire qu'il était un enfant adopté. Il m'avait donc transmis son secret de manière intime au travers des consultations sans que je m'en aperçoive. Si même sans le vouloir, il me l'avait communiqué, c'est que lui aussi connaissait la vérité sur ses origines, bien que cachée dans un petit coin de sa tête, sans doute derrière son nez. Il ne l'avait pas remarquée ou n'avait pas voulu la voir.

Cela fait quelques mois que je l'ai opéré et tout va bien. Il est content de son nez et continue son analyse. J'ai retrouvé la cassette prêtée que je n'ai toujours pas rendue. C'est l'histoire d'une femme d'apparence normale et qui malgré tout doit être opérée du visage. Son chirurgien, que l'on voit toujours de dos, lui explique que c'est l'intervention de la dernière chance sinon elle devra choisir entre la mort et l'isolement avec des gens comme elle sans possibilité de revenir à la civilisation. L'intervention ne marche pas et son visage reste identique. Elle doit partir. La caméra tourne alors autour des visages du chirurgien et des infirmières que l'on découvre pour la première fois. Ce sont des monstres. Mais mon patient lui-même ne vivait-il pas une histoire digne de *La Quatrième Dimension* ?

Dans le corps-écran, la personne fabrique son symptôme, sa toile. Ce sont les matériaux qui changent. Cette construction est le plus souvent intellectuelle. Le patient peut s'appuyer sur les critères esthétiques du moment. C'est le plus facile, les normes sont relatives et peuvent être interprétées de tant de manière. C'est le cas du nez de l'ingénieur nucléaire. Elle peut aussi être sournoise, car réaliste.

Une maladie ou un traumatisme fortuit peut être investi en écran. Il prend alors l'apparence d'une pathologie habituelle où le médecin est souvent piégé. C'est par exemple une déviation du nez ou une fracture comme pour l'instituteur. Certes, on peut réparer ce qui saute aux yeux mais attention à ce qui se cache derrière. Parfois l'écran prend des aspects encore plus surprenants.

Admettre la théorie du corps-écran, c'est intégrer la demande de modification corporelle dans la globalité de la personne. C'est traquer, s'intéresser à ce qui peut se cacher derrière, parfois peu de chose mais parfois des vérités bien lourdes à supporter. C'est reconnaître que la rectification est un soin qui, par définition, a pour but d'atténuer la souffrance quelle que soit son intensité. L'analyse de nos observations nous le démontre tous les jours. Admettre cette théorie, c'est admettre pour le chirurgien la participation éventuelle du psychothérapeute comme pour le psychiatre admettre le rôle du chirurgien. Là où l'on aurait pu penser que tout opposait ces disciplines, on s'aperçoit qu'elles sont complémentaires. Si l'une et l'autre se suffisent souvent à elles-mêmes, il arrive qu'elles doivent être associées. Seul l'outil les différencie, l'objectif est identique.

En réalité, plus qu'une théorie, le corps-écran est une prise de position claire et affirmée. La chirurgie plastique et esthétique est le trait d'union entre la chirurgie classique, spécialité d'organes, et la psychanalyse.

Oui, soulager la souffrance, c'est parfois donner un peu de plaisir, il va falloir s'y faire ! D'ailleurs, l'absence de plaisir est-elle une souffrance ? Où est la démarcation ?

Modifier, rectifier son corps pour le plaisir. Cherchons l'arrogance, elle est ailleurs. Heureusement, les bûchers n'existent plus et l'on nous enterrera où l'on voudra.

La chirurgie plastique n'est, en réalité, pas si récente,

elle a été longtemps cachée et certains ont risqué leur vie pour la pratiquer. Au cinquième siècle, l'amputation du nez est une peine souvent appliquée aux prisonniers de guerre en Inde. Susruta nous décrit la technique de réfection alors employée. C'est une véritable intervention menée à l'aide d'un modèle taillé à la demande dans une feuille d'arbre. À l'aide de ce repère, le front est incisé, retourné, suturé à sa place définitive sur deux tubes tuteurs calibrant les deux narines. Le pédicule est sectionné trois semaines plus tard. On ne fait pas mieux aujourd'hui, le procédé s'appelle méthode indienne. Une compresse stérile a remplacé la feuille d'arbre et encore ! c'est toujours de la cellulose ! Si les chirurgiens hindous de cette époque peuvent pratiquer leur art sans problème, au Moyen Âge, il n'en est plus de même. Les opérateurs ambulants, personnages hauts en couleur qui couraient offrir leurs services de ville en château, parfois peu scrupuleux mais hardis, sont en pratique les meilleurs techniciens de leur temps. Les plus connus sont les Italiens, tels que les deux Branca, père et fils, qui sont les créateurs de la méthode dite italienne pour la réfection du nez (par prélèvement d'un lambeau cutané sur le bras). Cependant, gare aux échecs ! Dans ce cas, les chirurgiens ont intérêt à filer à l'anglaise car ils risquent la pendaison. À la Renaissance, Tagliacozzi, de Bologne, s'illustre par les opérations sur les greffes cutanées et les rhinoplasties en particulier, les duellistes italiens se coupant souvent le nez pour se défigurer. Il est en lutte avec le clergé, qui condamne la réparation chirurgicale du nez, perçue comme une intromission répréhensible dans l'œuvre du Créateur. Seul Dieu est à même de modeler l'homme. Par mesure de représailles, après sa mort, les restes du chirurgien seront inhumés et enterrés dans un lieu non consacré.

— Vous vous êtes pincée, vous êtes tombée ?

— Non, pas du tout, c'est apparu comme ça.

— Tiens, étonnant ! Vous avez dû ne pas vous en rendre compte mais ce n'est rien de grave. Je préfère tout de même vous l'enlever pour avoir un examen histologique.

Une croûte noire d'un demi-centimètre carré en plein milieu de la joue gauche ennuie cette femme, chercheur en biochimie. Quarante ans, à l'évidence dynamique, ennuyée par le temps d'immobilisation et son absence au travail, elle a la responsabilité de protocoles qui sans elle devraient être stoppés. Je la tranquillise car l'intervention peut être faite en « ambulatoire ».

Le résultat est bénin, comme prévu. Il stipule : nécrose cutanée, ce qui dans des termes moins médicaux veut dire peau morte. La patiente s'en tire avec une petite cicatrice sur la joue.

Je n'aurais plus pensé à cette histoire si un mois plus tard je n'avais pas retrouvé cette femme dans mon bureau avec une nouvelle zone noirâtre au même endroit, mais plus grande — plus de trois centimètres de diamètre. Inquiet, car je n'en comprends pas le mécanisme, je décide de pratiquer un bilan plus approfondi en hospitalisation. La greffe nécessaire laisse une cicatrice assez visible qui ne semble pas l'affliger. La batterie d'examens ne donne rien. Radiographie, artério, biopsie sont inutiles. Les avis de divers spécialistes restent sans réponse. Le mystère est entier et la patiente rentre chez elle sans diagnostic.

Quelque temps plus tard, l'autre joue est atteinte et la nécrose est totale. C'est incroyable, la situation est délicate et la réparation difficile. L'intervention pratiquée en urgence nécessite l'utilisation du microscope, la joue est remplacée par la peau de l'avant-bras. La femme coopère du mieux qu'elle peut pourtant gênée par la douleur. Sa nouvelle apparence ne semble pas lui poser de problème. Elle est intelligente, cultivée et je n'y comprends rien.

L'hypothèse psychiatrique m'est, bien sûr, venue à l'esprit. Elle pourrait s'injecter des produits toxiques elle-même. Biochimiste, elle dispose de toutes les connaissances nécessaires. Deux petites zones de nécrose sur le nez sont apparues durant ce dernier séjour à l'hôpital. Il faudrait qu'elle ait les substances sur place. C'est terrible, son visage est en train de se désintégrer peu à peu, il ne va rien rester et on ne peut rien faire. Elle est plus défigurée que les brûlés de la face qu'elle côtoie dans le service, la situation est insupportable.

Le service entier est mobilisé. Chacun donne son avis et les rumeurs vont bon train. Une infirmière a cru voir une seringue dans ses affaires mais nous n'avons aucune certitude. On suspecte aussi le mari, aurait-il des conduites sadomasochistes ? Aucun indice ne permet de le supposer. Le couple apprécié de tous les soignants est très reconnaissant de nos efforts dans la recherche de la vérité qui, pour eux, est organique. La prise en charge psychiatrique est difficile. En effet, pour motiver cette consultation, il faut bien évoquer nos doutes. Comment faire comprendre à une personne, en apparence comme vous et moi, qui souffre d'un visage qui se décompose sans qu'on en trouve la raison, comment faire comprendre à son mari qu'une des hypothèses retenues est l'automutilation ? Et si cette supposition était fausse, on imagine leur désarroi, la souffrance supplémentaire infligée. Si, avec beaucoup d'efforts et de diplomatie, l'idée d'un avis spécialisé est acceptée les consultations sont houleuses et la patiente épuise un grand nombre de psychiatres avant de donner sa confiance à l'un d'entre eux. L'auto-injection est probable mais c'est un diagnostic obtenu par éliminations. À aucun moment, nous n'avons de certitude.

Cette observation est connue d'un grand nombre de services parisiens.

Le nez, puis la joue encore, puis les deux oreilles noircissent à leur tour et doivent être coupées. Impuissant, je colmate les brèches au mieux.

Comment imaginer l'impossible ? Un produit soigneusement mis de côté, une seringue aussi, une piqûre au visage en cachette, peut-être dans une salle de bains fermée à clef ou dans des toilettes, une douleur horrible à l'injection et, dans une conscience ou une inconscience relative, le lendemain, demander sa réparation. C'est pourtant à une vraie guérison qu'il faudrait s'intéresser. Mais quelle immense détresse veut gommer cette femme en effaçant son visage ?

La situation de la biochimiste sans visage s'est stabilisée depuis presque un an bien qu'elle ait dû arrêter son travail. Elle est revenue récemment avec une petite croûte noire sur le sein gauche.

La mise en scène du corps-écran peut donc être aussi physique. Parfois, le patient intervient directement comme cette biochimiste qui se meurtrit elle-même pour créer sa marque. Parfois le patient n'intervient pas, et, c'est un comble, parvient, sans le savoir vraiment, à rendre le médecin promoteur d'une pathologie induite.

Une femme vient de Lyon où, dit-elle, plus personne ne veut la traiter pour une fistule sur une éventration. Ses antécédents sont chargés. Les multiples cicatrices de son ventre témoignent de problèmes abdominaux importants. Peu de temps après l'avoir prise en charge, je reçois le dossier demandé dans son ancien service. Il y est relaté que des douleurs atypiques au ventre ont conduit son médecin, vu leur constance, à une prescription de nombreux examens complémentaires. Comme rien n'est concluant et qu'elle a toujours mal, l'hypothèse d'une origine pancréatique est soulevée et les gastro-entérologues proposent une wirsungographie. Cet examen consiste, à l'aide d'un fibroscope, à aller opacifier le canal de Wirsung (canal du pancréas) pour déceler une pathologie. Cet examen n'est pas sans risque — il peut entraîner une pancréatite, ce qui, malheureusement, se produit. Le traitement est difficile : intervention sur intervention, des mois d'hospitalisation. Elle est sauvée in extremis et s'en tire, mais c'est un moindre mal, avec une volumineuse éventration entraînée par les nombreuses opérations. À partir de petites douleurs sans signification, elle est arrivée avec la complicité involontaire des médecins à développer une maladie grave dans laquelle l'écran pouvait se manifester à plaisir.

Parfois la construction reste mystérieuse. Certains malades viennent nous voir avec un doigt fléchi qui ne peut plus être étendu alors qu'aucune structure n'est atteinte. Le diagnostic de certitude se fait sous anesthésie où dès que le malade est endormi, la déformation se réduit comme par miracle. C'est ce que les psychiatres appellent les pathomimies, pourtant les patients qui en souffrent ne sont pas des tricheurs.

C'est le cas de cette vieille dame qui a tous les doigts recroquevillés dans sa paume. Cependant, l'attitude est tellement ancienne (huit ans) que les tendons se sont sclérosés et que les ongles sont rentrés dans la paume. Une intervention est pratiquée où je broche les doigts en rectitude pour éviter la récidive, croyant naïvement qu'une tige métallique peut venir à bout des ruses du corps. La femme garde effectivement les doigts droits mais, peu de temps après, elle développe une cécité de l'œil gauche sans que l'on puisse en connaître les raisons. Je n'ai soigné qu'un symptôme et non l'essence de la maladie qui s'est de nouveau exprimée ailleurs, sans doute à son insu, et je ne sais par quel mécanisme encore inconnu.

Mon propos n'est pas de diviser en catégories ces différents types de patients mais de reconnaître le corps-écran comme leur plus petit dénominateur commun. C'est le regroupement sur ce thème d'observations, a priori différentes, qui m'intéresse. Le corps-écran est un mécanisme qui se rencontre dans des cadres très variés, chez des personnes qui, pour la plupart, ne sont pas des malades mais aussi chez d'autres dont la pathologie psychiatrique peut être plus ou moins lourde. En fait, que ces hommes et ces femmes soient normaux ou non m'importe peu. L'ambition n'est pas un diagnostic, une étiquette que seul le psychiatre peut porter avec crédibilité et dont le chirurgien ne sait que faire s'il ne s'en dégage pas une attitude thérapeutique coordonnée. Le corps-écran est pour moi une manière d'affirmer la nécessité dans la demande de modification corporelle de prendre en compte cet « autre-chose-aussi » et *surtout d'y mettre un nom.* Une fois nommé, donc reconnu, le corps-écran viendra influer naturellement sur le traitement car le plasticien pourra en parler sans ambiguïté aux autres thérapeutes et, parfois, avec le patient lui-même. L'intervention, si elle doit être pratiquée, aura ainsi plus de chances de satisfaire ce dernier.

Une opération sans toutes ces précautions, pour le même résultat esthétique, peut être néfaste ou inutile. La levée de l'écran doit être faite avec prudence. La prise de conscience préalable par le patient de la duplicité de son problème est impérative sous peine d'impression de mal-être, d'échec, voire de catastrophe, cependant il n'est pas obligatoire qu'il comprenne avant l'intervention le sens profond de ce qui se cache derrière.

La chirurgie a aidé notre instituteur à aller plus loin. C'est cette conviction intime que nous devons obtenir de notre interlocuteur. Dans le cas contraire, le geste devient absurde.

Si le jeune ingénieur avait découvert la vérité à propos

de son adoption sans cet accompagnement médical, la vérité lui aurait sauté en pleine figure. Il aurait détesté la modification du nez, jugée responsable. La nouvelle naissance se serait transformée en une descente aux enfers. Une autre éventualité aurait été qu'il ne perce jamais les secrets de son origine et il est fort probable que, là non plus, le résultat ne lui aurait pas convenu. On observe souvent dans ce genre de situation des récriminations véhémentes à l'encontre du chirurgien alors que la technique n'a souffert d'aucun défaut. Non seulement le nez fait de nouveau écran mais, en quelque sorte, le chirurgien aussi. Lorsque nous voyons ces patients pour un deuxième avis, il est très difficile de démêler une situation où ils parlent de ratage et d'incompétence technique alors qu'il n'existe tout au plus qu'un défaut minime.

Parfois la « zone-écran » se déplace ailleurs, sur une oreille un peu décollée, des paupières lourdes, un ventre rond ou je ne sais quelle autre partie du corps. À une demande succède une autre et, de manière presque automatique, l'écran de protection se déplace. La personne erre ainsi d'intervention en intervention avec le même opérateur, quand il feint de ne rien voir, ou d'un chirurgien à l'autre. Il importe de briser ce cycle infernal mais l'acceptation facile ou le refus brutal n'est pas de mise. Il n'y a pas de règle univoque si ce n'est celle d'écouter et de voir venir.

Il est possible qu'il ne faille pas non plus retirer toutes les toiles car la construction de cet écran protège parfois le patient qui n'a pas les moyens d'une analyse plus complexe. Effacer, limer, meuler cette aspérité peut être le pire ou le meilleur. L'évaluation des conséquences de la levée de l'écran doit être l'obsession du chirurgien avant l'intervention.

Quel est le secret de ma première opérée qui voulait

redevenir comme avant ? Malheureusement, je ne le saurai jamais.

Une jeune fille de vingt-cinq ans rayonne de bonheur. Depuis sa liposuccion, elle n'a plus de culotte de cheval. Elle peut s'habiller comme elle veut et aller sur la plage. Une autre du même âge vient également, épanouie. Ses seins sont beaucoup moins lourds depuis l'intervention, et elle peut faire du sport comme elle l'entend. Une femme de trente ans plus âgée que la précédente me remercie. Après son lifting, elle n'a plus son cou de dindon qui les gênait tant, elle et sa petite-fille. Les cuisses de cette cuisinière ne se frottent plus quand elle marche, elle peut mettre des pantalons. Cette gamine de huit ans travaille mieux en classe, ses copains ne se moquent plus de ses oreilles maintenant recollées. Et ce nez, et ce ventre...

Et tant d'autres observations calmes, sans histoire, où seul le corps est en cause. Restons vigilant à ne pas mettre le corps-écran là où il n'est pas.

Marge

Je veux avoir des prothèses mammaires, j'y arriverai, c'est une obsession chez moi, il me tarde tant que, d'un seul coup d'œil, on sache que je suis une femme.

OUVERTURE des portes coulissantes.

Une jeune brûlée, greffée sur les deux lèvres, la bouche un peu déformée, sa peau noire dépigmentée, j'entre avec elle.

Fermeture des portes coulissantes.

Au fond, à côté d'elle, une femme et sa fille, des visiteurs sans doute. La mère semble embarrassée. Je ne comprends pas d'abord pourquoi, puis je saisis. La présence de la défigurée, à qui elle lance des petits coups d'œil, la gêne.

Une autre femme, cinquante ans, cheveux roux, hirsute, un plâtre à la main gauche, le poignet en flexion, s'exclame vivement :

— Appuyez au rez-de-chaussée, s'il vous plaît.

La jeune fille de couleur appuie sur un des boutons de commande des étages.

Secousse.

— Oh, il monte encore ! Je voulais descendre ! s'exclame la femme au plâtre.

— Moi aussi, pensé-je tout bas.

La mère, déconcertée, continue son manège. Sa fille, d'environ quinze ans, ne semble pas intimidée. La jeune brûlée a son âge.

« Et si c'était ma fille », projette-t-elle sans doute.

Par de subtils mouvements de pieds, elle s'interpose

entre les deux jeunes filles comme si elle voulait protéger son enfant de la vue de l'autre.

Ouverture des portes coulissantes.

— C'est bien le cinquième ? dit la mère.

— Oui, oui, répondent plusieurs voix en même temps.

Tête basse, elle descend avec sa fille.

Fermeture des portes coulissantes. Nouvelle secousse.

— Il monte encore, il va en réanimation, s'exaspère la femme qui parle fort.

La jeune fille noire me montre son cou et dit :

— Il faudra qu'on me fasse quelque chose là.

Pris de court, je risque, un peu à côté :

— Vous êtes mieux, maintenant ?

— Oui, non, parce qu'il faudra qu'on me la change cette peau, me répond-elle en m'indiquant du doigt celle que j'ai greffée.

Secousse, septième étage, réanimation, ouverture, fermeture, secousse.

— Personne n'est candidat, il faut rappuyer. Il n'enregistre pas la descente à la montée, s'écrie la femme à la main blessée.

La jeune brûlée appuie au rez-de-chaussée.

— Merci jeune homme, lui dit la rousse d'une voix forte.

« Pauvre fille ! pensé-je. Comment en plus lui infliger ça ? » À ma grande surprise, elle affiche un grand sourire que laissent passer ses greffes, la réflexion lui a fait plaisir.

— C'est marrant, avant mon accident, en Guadeloupe, j'ai toujours voulu être un garçon.

Secousse, descente, ouverture, fermeture.

Secousse.

Cette jeune femme brûlée désirait être un garçon, voilà justement ce que reprochait cette autre femme à son allure. Blonde, elle rentre dans mon bureau de consultation. Le pas est volontaire. La nuit tombe, il est dix-neuf heures. Je me lève, lui tends la main. Elle esquisse un sourire.

— Asseyez vous, madame.

Il y a deux fauteuils dans mon bureau, un à droite, l'autre à gauche. Ils sont en Skaï noir et assez confortables. Les patients choisissent le plus souvent celui de gauche. Très peu s'asseyent à droite. Je ne sais pas ce que l'on peut en conclure mais c'est comme ça. Je me demande si ce n'est pas en rapport avec l'écriture : on écrit de gauche à droite et on va exposer son problème dans ce sens. Est-ce que les personnes préféreraient le siège de droite si j'exerçais dans un pays où la lecture se fait dans l'autre sens ? Il y a une gêne lorsque l'homme ou la femme s'assoit sur l'autre siège, une dysharmonie d'emblée, comme si le patient voulait affirmer sa différence ou sa discordance sans en avoir vraiment conscience. D'habitude c'est la place de l'accompagnant, celui qui est à côté, qui témoigne, qui rassure ou qui gêne, qui aime ou qui déteste, qui ne dit rien, ce qui parfois en dit long, ou qui dit tout, ce qui ne permet pas de conclure, qui pervertit ou manipule, et, parfois, qui vient se faire soigner à travers l'autre. Lorsque le patient se met à droite, il se met à côté de lui-même. J'exagère, le hasard y est sans doute pour quelque chose. Mais le hasard ?

Il y a aussi deux chaises tout à fait ordinaires qui sont rangées contre le mur, en face de mon bureau. Je les laisse là au cas où les gens viennent en famille. Certains patients se sont assis d'emblée sur ces deux petites chaises, laissant vides les deux fauteuils. Près du mur, loin du centre de la pièce, l'aveu est manifeste. Il est curieux d'observer la manière dont les gens arrivent à la consultation et la manière dont ils se posent, on pourrait presque dire comme ils atterrissent. Certains s'assoient un peu brutalement et gardent tout sur eux, sac, panier, veste, gabardine, etc. D'autres se débarrassent de tout d'un seul coup, un peu n'importe comment, lâchant un sac sur la moquette, un autre objet par ici et la veste par là, d'autres encore, calmes et délicats, rangent toutes leurs affaires sur le fauteuil d'à côté après avoir respecté le pli et le sens des habits. D'autres enfin posent quelques affaires sur le bureau. Il n'y a pas toujours besoin de parler pour s'exprimer et ce premier dialogue muet donne une première idée.

Elle est venue seule et a choisi le siège de gauche. Ses cheveux sont mi-longs, sa frange ne dépasse pas ses sourcils un peu plus foncés qui laissent découvrir ses yeux bleu pâle. Sa peau est très claire. Grande, elle doit faire plus d'un mètre soixante-quinze. Elle est vêtue d'un imperméable beige ne découvrant que le tiers inférieur de ses jambes, un jean bleu et des bottillons noirs. Elle est assise, les mains sur ses genoux, son sac au coude gauche. Elle a déposé un volumineux sachet de grands magasins au pied du fauteuil. Manifestement, elle a fait quelques courses.

C'est cette sensation initiale que je m'efforce d'infirmer ou de confirmer dans les instants suivants. Parfois, elle correspond à l'idée que je me fais, parfois non. La conversation qui va s'engager en dépend.

Elle dégrafe la ceinture de son imperméable. Dessous, un pull-over gris, ample qui lui monte jusqu'au ras du cou.

— Je viens de la part de Mme D., c'est une amie à moi, mais à elle, vous lui en avez enlevé.

Je devine donc qu'elle vient pour des seins trop petits.

— Expliquez-moi, lui dis-je.

— Eh bien voilà, je suis faite comme un garçon et je voudrais bien avoir plus de poitrine.

Devant moi pourtant, je vois une femme qui est loin d'avoir les caractères d'un homme. Ses vêtements lâches ne permettent pas d'apprécier le volume de sa poitrine.

— Que faites-vous dans la vie ?

— Je suis antiquaire.

— Êtes-vous mariée ?

— Non.

— Des enfants ?

— Non, pas le temps.

— Alors, qu'est-ce qui vous gêne ?

— C'est que je suis vraiment comme un garçon.

Elle continue de m'expliquer, claire, volontaire, et décidément peu masculine ainsi qu'elle semble pourtant le prétendre.

Je lui demande d'aller dans la salle d'examen. Lorsque je la rejoins, elle est torse nu, presque au garde-à-vous, d'une bonne largeur d'épaules compensée par sa grande taille. Elle n'est pas plate mais sa poitrine bien dessinée semble petite compte tenu de sa stature.

— Voyez docteur, je suis comme un garçon.

Je ne réponds pas, cette phrase a dû déjà revenir au moins dix fois dans sa bouche, depuis le début de la consultation.

Je l'examine, à la palpation, les seins sont normaux, je demanderai une mammographie. Avant tout geste, il convient de faire un bilan de l'état sénologique. Elle a trente-huit ans, un âge où on ne peut exclure une pathologie mammaire.

— Vous avez des seins, lui dis-je.

— Si peu, me répond-elle.

— Vous voulez les augmenter ?

— Oui, mais surtout pas trop.

La mise de prothèses est possible. Je lui montre l'emplacement de la cicatrice qui sera autour du mamelon, toute petite, environ un centimètre et demi, pratiquement invisible. Pendant qu'elle se rhabille et avant de me rejoindre dans le bureau, je consigne au Dictaphone les résultats de mon examen. Elle revient s'asseoir, heureuse que l'intervention puisse se faire.

— Ça sera joli ?

Paradoxalement, ce sont chez les femmes qui ont un petit peu de poitrine que les prothèses mammaires donnent les meilleurs résultats. En effet, la glande mammaire existante capitonne la prothèse et la dissimule, au regard comme au toucher. C'est dans ces cas que la chirurgie est la plus naturelle. De toute façon, la prothèse sera mise sous le muscle, pour être encore plus profonde et engainée dans une sorte de soutien-gorge naturel. Elle est ravie, et ne me demande aucun autre renseignement. Je lui explique tout de même que mon choix se porte sur des prothèses au sérum physiologique qui ne posent pas les problèmes de celles remplies de gel de silicone.

— Et le cancer ? s'inquiète-t-elle tout d'un coup.

— Il n'y a aucun risque supplémentaire mais chaque femme a malheureusement son potentiel naturel.

— Docteur, c'est très bien, me dit-elle, décidée.

— Non, il faut que je vous informe de certains inconvénients. Tout d'abord, la sensibilité érogène du mamelon. En avez-vous ?

Elle réfléchit un peu avant de me répondre.

— Oui, un peu.

— Ce n'est pas essentiel pour vous ?

— Non non, ça fait partie d'un tout.

Très souvent, les femmes désireuses de correction des seins ont peu de sensibilité mammaire, zone mal aimée, zone refoulée, mais ce n'est pas une règle et certaines y attachent une importance capitale.

— Cette sensibilité peut varier après l'intervention, très souvent plus importante mais parfois moins, ou différente, d'un sein à l'autre, c'est imprévisible.

— On verra bien. Et à long terme, docteur ?

— Deux inconvénients sont possibles : le dégonflement et le durcissement. Le dégonflement peut survenir avec tous les types de prothèses. Les prothèses au sérum physiologique ont plusieurs avantages. La fuite est rare et sans danger, son diagnostic est rapide en deux ou trois jours et la réparation facile, sous anesthésie locale le plus souvent.

Les prothèses préremplies de silicone sont problématiques car ce produit n'est pas résorbable. Vous pouvez garder la prothèse percée pendant des années sans vous en rendre compte et la silicone se diffusera dans le sein. C'est pourquoi, au bout d'un certain temps, il faut les changer car elles ne sont plus fiables et c'est la raison pour laquelle je n'en place jamais.

— Et les coques, docteur ?

— C'est le durcissement du sein. Toute prothèse introduite dans le corps développe autour obligatoirement une capsule. C'est une réaction normale que ce soit une prothèse mammaire, une prothèse de hanche ou un pacemaker. Avec les prothèses au sérum, elle est moins importante qu'avec les autres. L'importance de cette réaction varie selon les personnes et malheureusement nous ne pouvons pas le prévoir. Elle ne devient gênante que dans de très rares cas et, de toute façon, n'entraîne pas de risques pour la santé.

— Vous savez, j'assume ces inconvénients puisqu'ils sont rares, j'ai tellement l'air d'un garçon.

— Et ça fait longtemps que vous en avez envie ?

— Depuis mon plus jeune âge.

— Déjà adolescente ? lui dis-je.

— Oh oui ! c'est clair. J'avais les cheveux plus courts, on m'appelait jeune homme.

Cheveux courts, jeune homme, cheveux longs, jeune fille.

— Et pour vous, mademoiselle ?

Juan-les-Pins, je dois avoir une quinzaine d'années. Nous avons décidé, mon père, ma mère et mes sœurs, d'aller au restaurant, à la pizzéria. J'ai les cheveux longs et bouclés, la touffe. Mon père rêve de me voir tiré à quatre épingles, les cheveux courts, bien coiffés. C'est l'objet de remontrances persistantes qui ne sont pas méchantes mais fréquentes et qui m'agacent beaucoup ! « Regarde, on dirait une fille », « Ça fait sale, on dirait un hippie. » Je me défends bien sûr ! « Ce n'est pas parce qu'on a les cheveux longs qu'on ne se lave pas. » Un sujet de conversation fréquent. Comment ce fils peut-il porter des cheveux aussi longs alors que son père est toujours dans une tenue irréprochable ? Quelle honte devant ses amis ! Dans ce combat pour les cheveux longs, je résiste et ma mère m'aide.

— Laisse-le tranquille, lui dit-elle.

C'est assez facile car elle n'aime les cheveux courts ni pour elle, ni pour ses filles, ni pour moi. C'est donc une alliée précieuse.

Nous prenons une table en terrasse. Il fait presque nuit, la nappe est quadrillée, blanc et violet. Je suis en face de mon père, ma mère est à côté de lui. C'est un moment très agréable. Nous consultons la carte. Tout près de la table, il y a un aquarium avec des langoustes et des homards et juste un petit poisson, je crois que c'est une girelle. Fasciné, je ne décolle pas les yeux du bac. Le serveur arrive dans mon dos. Je ne le vois pas mais je l'entends me dire :

— Et pour vous, mademoiselle ?

Pour moi, tout bascule en une seconde. Il y a des rêves qui se transforment en cauchemar. Rouge écarlate, je suis muet, assommé. Le garçon s'excuse, ce qui est pire encore. C'est la victoire de mon père mais il n'en profite pas. En face de moi, son regard. Raide sur sa chaise, le visage bronzé, il esquisse un petit sourire, un sourire jaune. C'est comme si la claque lui était adressée. Il en souffre autant que moi. Son air est à la fois réprobateur et compatissant. Ce qui devait arriver est arrivé, a-t-il l'air de me dire mais je crois qu'il en veut plus au garçon qu'à moi-même. J'entends les railleries de mes sœurs qui s'en donnent à cœur joie. J'entends ma mère qui ne dit rien.

Après cet épisode, mon père m'en parle moins et ma

mère continue à aimer mes longs cheveux. Bien plus tard, un grand patron, très influent, m'interpelle :

— Lorsqu'on va devenir professeur et chirurgien des hôpitaux, on porte une cravate et on a les cheveux courts.

Il faudrait donc rentrer dans le moule et marquer son allégeance. La compétence serait inversement proportionnelle à la longueur de ces poils. Je ne lui ai jamais obéi et j'y ai sans doute un peu risqué ma carrière. J'avais dit non à mon père et rien de plus fort n'aurait pu me convaincre.

De temps en temps, mon père m'en fait encore aujourd'hui la remarque mais c'est plus une boutade qu'autre chose. D'ailleurs, je le soupçonne de s'être rangé à l'avis de ma mère.

— Docteur, avec les prothèses, je pourrai tout faire ? Vous savez, je bouge beaucoup dans mon métier, je déménage des meubles.

— Oui, oui, vous pourrez tout faire.

— Vous savez, me dit-elle, j'ai un vrai métier d'homme.

Un homme, une femme, qui sommes-nous ? La différence est évidente, il n'y a qu'à regarder dans sa culotte. La réponse, en réalité, n'est pas si simple. Embryon, nous passons tous par un état femelle. Le sexe masculin est un sexe féminin qui s'est transformé. Nous faisons tous l'expérience de la féminité *in utero.* Certains poissons hermaphrodites ont réglé le problème en faisant la double expérience. La daurade, par exemple, d'abord femelle devient mâle après trois pontes. À un moment donné de leur vie, il y a donc un état intermédiaire où ils ne sont ni mâle ni femelle, ou plutôt les deux. Chez l'être humain, trois sexes au moins cohabitent : le sexe anatomique, le sexe chromosomique et le sexe psychique.

La carte d'identité est bien compliquée. Comment faire avec ce mélange ? Lequel prime ? Doit-on le définir à la majorité ? Deux contre un. Le problème se complique encore car, à l'intérieur de chacune de ces catégories, rien n'est noir ou blanc. Il y a des pourcentages.

Le sexe chromosomique. Le mâle est XY, la femelle est XX. Une limite bien définie ? Non, non. Où mettre les rares individus dont la formule est XXY ?

Le sexe anatomique. Que faire des personnes qui naissent avec un pénis et un vagin ? Sont-elles plutôt des hommes ou plutôt des femmes ? Tous les intermédiaires sont possibles également pour les organes génitaux internes : ovaires, utérus, testicules.

Le sexe psychique. Il peut être ambivalent. Il y a un peu d'homme dans la femme et un peu de femme dans l'homme.

Mais sur quoi alors baser son jugement pour définir le sexe d'un être humain ? La plupart du temps, les trois sexes sont en accord et l'individu vit en harmonie. Mais, parfois, il peut y avoir discordance. Dans la maladie du testicule féminisant, le corps est celui d'une femme et les chromosomes XY. C'est la science qui les met en déséquilibre car la particularité du sexe chromosomique est qu'il ne se voit pas et ne se ressent pas. Peu importe ce qu'il est si on ne le cherche pas. En pratique, c'est le désaccord de l'identité psychique et anatomique qui est problématique.

Ce que nous sommes n'a rien à voir avec ce que nous aimons. Si je suis un homme quand je fais l'amour avec une femme, je suis hétérosexuel, si c'est avec un homme, je suis homosexuel. Quand je prends du plaisir avec les deux, je suis bisexuel. Il n'y a qu'à identifier ce que les êtres qu'on désire sont, mais nous avons vu que ce n'était pas si facile et, pour compliquer le tout, nous savons bien qu'un statut inconscient de l'homosexualité existe.

Allez donc savoir ce que nous sommes vraiment et allez donc savoir qui nous aimons. Un sacré embrouillamini !

Un couple fait l'amour avec ivresse. Lequel est l'homme,

lequel est la femme ? Quel est leur degré d'homo ou d'hétérosexualité ? La limite ne passe pas entre les deux, mais bien à travers leurs deux corps.

Métis, cheveux tirés, un chignon, des pattes fines de moins d'un centimètre, très brun, des yeux en amande, les traits fins, son visage frappe par son ambiguïté tant sur la couleur que sur le sexe.

Sa mère me dit :

— C'est pour lui, je vais sortir, je pense.

Et elle repart.

L'entretien est difficile. Il parle de manière un peu saccadée.

— J'aime la perfection, j'aimerais avoir un nez plus harmonieux. Je fais de la danse, je ne voudrais pas me vanter, mais je travaille avec le deuxième chorégraphe d'Europe.

— Et vous êtes bon ?

— Oui, mais je peux monter. Moi et ma sœur, on n'a jamais payé les cours. Le chorégraphe nous a dit qu'on était vraiment des enfants exceptionnels, rares.

— Vous devriez être heureux ?

— Non.

— Pourquoi êtes-vous malheureux ?

Long silence.

— Je ne suis pas malheureux, ce sont les Biafrais qui sont malheureux, moi je vis mal, c'est pas la même chose.

— Et sur scène ?

— Ah ! sur scène, je suis bien.

— Et les filles ?

— J'ai un problème avec les filles. Dès que je les vois, je tombe amoureux, mais ça changera, j'ai le temps. Tenez, je vous ai apporté des photos du nez que j'aimerais avoir.

Il me tend des pages déchirées dans des magazines.

Ce sont les photos de trois femmes, une Noire et deux Blanches.

Ce transsexuel m'informe d'emblée que l'intervention radicale est programmée bientôt dans un autre service. Ses cheveux un peu disséminés au sommet du crâne l'ennuient. À ce stade précoce, on ne peut rien rajouter. Il le comprend, mais cette demande n'est qu'une entrée en matière. Il vient surtout pour l'harmonisation de son front et de ses orbites avec son futur sexe.

— Il faut attendre, je ne le ferai qu'après l'intervention principale sur vos parties génitales.

— Ça fait sept ans que les psychiatres m'ont pris en charge pour ce changement.

— C'est normal, c'est difficile vous savez. Vous pouvez donc attendre encore quelque mois.

— C'est difficile pour qui ? J'ai eu deux rapports dans ma vie.

— Homosexuels ? lui demandé-je bien que je m'aperçoive que ma question pour « un » personne qui s'estime du sexe opposé au sexe visible n'a pas de sens, ou du moins un sens incertain.

— J'ai failli, une fois.

— Pourquoi ça ne s'est pas fait ?

— Au dernier moment, je me suis dégonflé.

— Pourquoi ?

— Parce que le fait d'exposer mes parties me gêne. J'ai une indifférence totale envers mon sexe, comme s'il n'existait pas pour moi. Dans ma tête, je suis une femme depuis toujours bien que mon anatomie soit celle d'un homme.

— Et comment avez-vous fait alors dans vos rapports hétéro ?

— Ça n'a pas marché non plus. J'ai essayé pendant vingt ans de faire comme tout le monde, mais si, dans le quotidien, on peut imiter une vie du sexe qu'on ne ressent pas parce qu'on voit les autres faire et agir, dans la vie intime, c'est impossible parce qu'on n'a pas de repères. Quand j'étais plus jeune, je m'allongeais par terre et je m'imaginais faire l'amour avec une personne mais tout restait vague. Ce qui est difficile, c'est d'être catalogué partout par rapport à son sexe, comme si on était des obsédés alors que pour soi la jouissance et les rapports ne sont pas quelque chose de primordial. J'ai décidé le changement de mon sexe anatomique et voilà encore que les gens ne me cataloguent que par rapport à cela.

Je dois le revoir. Dans quatre-vingt-dix jours, il sera sur une table d'opération. Le chirurgien lui sectionnera sa verge et fabriquera un vagin qui n'est inscrit que dans l'esprit du patient. L'utilisera-t-il ? Sa carte d'identité corporelle sera en tout cas rétablie.

— Au revoir...

J'ai failli dire « madame », puis je veux me reprendre pour dire « monsieur ». Je ne sais plus et ne dis rien.

— Au revoir, monsieur, me répond « le » personne.

J'ai vu des transsexuels bien opérés et d'autres à la va-vite. La responsabilité immense pour le chirurgien d'effectuer cette transformation irréversible rend la décision difficile malgré la souffrance incontestable du patient. La rumeur publique laisse à penser que tous se suicident et les relègue au rang de déséquilibrés sexuels alors que leur identité est le seul problème qui les tourmente. Imaginons que par le pouvoir d'une mauvaise fée notre sexe change. Que ferions-nous ? Nous conformerions-nous à notre nouveau statut anatomique ou nous débattrions-nous pour expliquer aux gens que nous ne sommes pas ce qu'ils voient ? C'est exactement ce qu'ils ressentent. Certes, certains, opérés sans scrupules, sans aucune préparation psychologique, dans des pays étrangers pour la plupart, sont désemparés mais d'autres semblent bien dans leur peau — je devrais dire bien dans leur sexe (rétabli). J'ai été frappé par leur sensibilité dans un monde qui leur est hostile.

Les interventions donnent, en qualité, des résultats de loin supérieurs dans le sens homme-femme. Le nouvel organe féminin ressemble au naturel à s'y méprendre à la condition que le patient s'en serve. En effet, sa cavité vaginale a tendance à se rétracter si elle n'est pas utilisée. Le volume mammaire est restitué par des prothèses, une certaine féminisation du visage est obtenue — mais c'est déjà plus difficile. La prise d'hormones harmonise le tout. L'effet peut être étonnant si la personne n'est pas trop grande. Vous avez peut-être dormi avec l'un d'eux sans le savoir. Quand la taille est trop importante, les articulations et les mains le sont aussi et le résultat est plus discutable, ce qui est, en réalité, souvent le cas, si bien que la transformation homme-femme marche mieux dans l'intime (les organes sexuels) que dans le social (le paraître dans la vie de tous les jours). Pour la transformation femme-homme, c'est le contraire. La chirurgie est plus décevante. L'allure du nouveau pénis est médiocre et même parfois ridicule, jamais la ressemblance n'est suffisante pour faire illusion, il vaut mieux qu'il ne s'en serve pas de trop pour ne pas l'abîmer car il est fragile, uriner peut poser des problèmes. Il faudra faire des cicatrices pour enlever les seins. Mais le résultat psychologique est souvent bon. L'un d'entre eux venu me voir pour une mammectomie m'a dit : « Socialement, un petit homme au visage assez fin et imberbe ne choque personne s'il sait un peu travailler sa voix. Dans la rue, on n'affiche pas son sexe pour dire qui on est. Reconnu en tant qu'homme, la vie est plus simple. On peut être en couple sans qu'on nous demande rien, aller dans la famille de l'autre sans avoir à s'expliquer. » Ce sont les raisons pour lesquelles parfois le changement de sexe n'est même pas demandé.

Je ne pratique pas ces interventions, c'est ma limite. Couper une verge pour faire un vagin ou tailler dans la peau du ventre pour faire d'un tube un pénis demande une absolue conviction. La conviction de la souffrance, je l'ai, mais celle de ne pas me tromper, je ne l'ai pas. Le risque d'erreur est tellement grave. Imaginez qu'il m'arrive ici ce qui m'est arrivé avec ma première intervention sur un nez et qu'un patient me dise un jour : « Je veux redevenir comme avant. »

Cet homme grand, longiligne, pull gris, pantalon noir maintenu par une ceinture en cuir de la même couleur, boucle en argent, chaussures en toile beige, vient me voir pour des bourrelets et une déviation de la cloison nasale. Il a des saignements de nez, surtout l'été.

Ses sourcils sont épilés, ses pommettes saillantes, ses joues creuses, son menton fendu en deux par un pli vertical, son cou est long. Il m'explique qu'il fait beaucoup de sport et me montre, comme pour me convaincre, un petit sac contenant des affaires destinées à cet effet.

— J'ai bien réfléchi, ça fait longtemps que j'y pense.

— À quoi ?

— À mon nez.

— Combien de temps ?

— Quatre ans. Il y a la déviation, ça c'est médical, docteur, mais je crois qu'il faut aussi être chirurgien esthétique car je voudrais un nez plus doux.

Je contrôle sa cloison qui est effectivement très tordue.

— Montrez-moi ces bourrelets qui vous gênent aussi.

— Ah, bon ? dit-il étonné.

— Il faut bien que je vous examine.

Il sort sa chemise en jean de son pantalon pour me montrer une petite parcelle de son ventre.

— Non, je ne peux rien voir. Enlevez votre pull et votre chemise, s'il vous plaît.

— Ah bon !

Il est plutôt mince avec un peu de ventre mais je remarque qu'il a de la poitrine, deux gynécomasties dit-on en jargon médical. Si on ne voyait que ses épaules et ses seins, on le prendrait pour une femme, un petit peu plate, mais une femme.

— Regardez ces amas graisseux, dit-il en m'indiquant la zone située sous l'ombilic.

— Il n'y a que cet endroit qui vous gêne ? insisté-je.

— Que le ventre, me signifie-t-il en prenant son abdomen à pleine main.

Il ne m'a pas parlé de ses seins et il n'est pas question pour moi d'y faire allusion.

— Rhabillez-vous.

— Et le menton, j'ai aussi un petit peu de graisse mais ça, c'est vraiment un petit truc esthétique, ajoute-t-il.

Il sait qu'il a exagéré et se rétracte tout de suite. Le menton, il s'en passera. Depuis le début de cet entretien, il me trotte dans la tête de demander un avis psychologique. J'en suis de plus en plus persuadé et le lui fais savoir.

— Je n'en vois pas l'utilité, docteur. Je sais sur quel pied danser.

Je refuse de lui fixer une date d'intervention. Nous convenons de nous revoir dans quelque temps avec des radios et des photos. Il n'a pas voulu prendre cet avis et je me donne ainsi un peu de temps pour le convaincre.

Grand, un soupçon de barbe mais un visage d'une relative finesse, les yeux clairs, les cheveux courts teints en roux, ce travesti a pris la pose.

Assis en face de moi de trois quarts, les jambes croisées, les genoux l'un sur l'autre, les jambes collées un peu inclinées, il a dû étudier sa position pendant des heures devant un miroir. Son tailleur vert découvre ses genoux. Il a des sandales, bien sûr sans talons puisqu'il est trop grand. Il n'a rien mis sur la poitrine pour créer l'illusion d'un décolleté plongeant. Mais rien n'est à trouver, seulement le vide, l'espérance d'avoir des seins. Il me parle d'une voix plutôt grave. Ses yeux sont maquillés avec nuance. Je pense au temps qu'il met chaque matin à se préparer, à s'habiller, au plaisir qu'il prend à faire les vitrines pour trouver des vêtements de femme, à se faire regarder quand il en est vêtu. Les hommes dans la rue se retournent sur lui. Heureux, il l'interprète comme du désir envers une femme attirante mais, pour la majorité, c'est de la curiosité pour un individu bizarre.

Il me parle comme s'il me connaissait déjà.

— Ça y est, j'ai décidé, j'en suis à la phase psychologique, je suis une femme, je me comporte comme une femme, on a le droit de choisir son sexe.

— Vous avez été opéré ?

— Non, c'est un peu intime. Ma gynéco me donne des hormones.

— Mais avez-vous été opéré ?

— Non pas encore, je me renseigne mais je suis dans la phase psychologique. J'ai eu des rapports avec des femmes mais ça ne m'intéresse pas beaucoup. C'était il y a longtemps.

Décidément, il me parle très librement et j'ai l'impression de l'avoir déjà vu.

— Et maintenant ?

— Je me sens femme mais c'est le calme plat, quelques rapports avec les hommes.

— Et ça vous plaît ?

— Oui, c'est ce qui m'intéresse mais j'aimerais le faire

convenablement. Je suis assez cérébral, les rapports avec un homme, oui à la condition qu'il y ait quelque chose avant. J'assume ma sexualité comme je peux.

— Et comment faites-vous ?

— C'est difficile. Je m'arrange pour qu'il n'y ait pas de contact à ce niveau-là. Que pourriez-vous me faire pour mon visage ?

— Écoutez, monsieur, je ne peux pas féminiser votre visage comme ça. Comprenez-moi, il faut commencer par le début et aucune décision n'a été prise pour vos organes génitaux.

— Oui, mais je suis décidé.

— Si vous êtes décidé, il va falloir que vous voyiez des psychiatres. Avez-vous un psychiatre ?

— Non. Je sais ce que je veux. Le meilleur psychiatre, c'est soi-même.

— Non, je ne crois pas, et ça prendra du temps, quelques années sans doute.

— Moi, je voudrais gagner un peu de temps.

— Non, il faut savoir prendre le temps.

Il n'insiste pas trop et se lève.

Trop grand pour faire une femme, ses jointures sont trop larges, debout son tailleur lui tombe sur les genoux.

Ridicule et émouvant, je me rappelle enfin. C'est l'homme venu pour son nez et ses bourrelets sur le ventre. Les seins que j'avais remarqués étaient dus aux hormones. Je me rappelle ses sourcils épilés et je comprends. Quant au sac de gym qu'il m'avait montré, j'ai su plus tard que ce n'était pas pour faire du sport comme il le prétendait mais pour mettre ses vêtements de femme. Lors de sa première visite, il n'avait pas osé me consulter en travesti. J'avais vu un homme. Trois mois plus tard, le même mais en femme me demandait de nouveau mon avis.

Sous son tailleur, encore un sexe d'homme, peut-être coincé entre ses cuisses pour en dissimuler le volume.

Un peu plus tard, une autre personne vient à ma consultation. Grande, assez belle mais un peu dure, ses mains sont larges, ses jointures aussi. « C'est un travelo, il n'y a pas de doute », pensé-je tout bas.

— Pourquoi venez vous, madame ?

— Autant aller droit au but, me dit-elle. J'en ai assez, tout le monde me prend pour un travelo, c'est insupportable. Pouvez-vous rendre à mon visage la féminité qu'il se doit ?

Je ne sais pas ce que je dois lui répondre ? Suis-je tombé dans le panneau ? Me dit-elle la vérité ou met-elle à l'épreuve sa crédibilité en tant que femme ? Je discute longtemps, mais à aucun moment je n'arrive à avoir une opinion précise. Elle n'a pas encore décidé de se faire opérer et je n'ai aucune certitude. Est-ce un homme ou une femme ?

Trace

PLUS l'homme est vieux et moins la plaie laissera de marque, c'est un privilège de l'âge. Plus la cicatrice est ancienne et moins elle se voit, c'est un privilège du temps. Mais, dans la peau, la trace demeure.

Ineffaçable.

— Vous voulez couper ? demande au père l'obstétricien.

Couper le cordon, symbole du lien et de sa rupture, la vie commence par une plaie.

Depuis notre naissance, sur notre peau s'écrit notre histoire, quoi d'étonnant qu'on ne puisse l'effacer ? On pourra estomper, camoufler, recouvrir, agir en trompe l'œil. La peau tolérera le plus souvent nos incartades, pourtant elle ne se laissera jamais vraiment faire, parfois elle réagira avec violence sans que nul puisse le prévoir, ni même le comprendre. Dans tous les cas, il s'y retrouvera des traces plus ou moins difficiles à déchiffrer, et elles seront nos archives.

Une de mes patientes m'écrit :

Monsieur le Docteur,

Cela fait maintenant trois mois que vous m'avez opérée d'une cicatrice de brûlure de la cuisse.

Au début, je n'ai pas fait très attention mais elle était

parfaite. Elle est maintenant boursouflée, rouge, dure ; en plus, elle me gratte. Je suis désolée de vous dire que je la trouve moins belle qu'avant.

Vous m'avez donné un rendez-vous dans trois mois, pourriez-vous me donner un rendez-vous très rapidement pour réopérer car il faut bien dire que cette intervention est un échec, je ne peux plus me mettre en jupe.

Merci, Docteur, de faire le nécessaire.

À trois mois de l'intervention, cette patiente est à un des plus mauvais moments pour juger du résultat. Il est normal à ce stade que la cicatrice soit moins belle que juste après la suture du chirurgien. Cette phase d'aggravation est obligatoire avec une apogée à six mois. La cicatrice rougit et se boursoufle puis s'améliore, sur un à deux ans, tendant vers le blanchiment et l'affaissement. Il faut prévenir les patients pour qu'ils ne s'inquiètent pas de cette période transitoire. L'erreur serait d'accepter trop tôt une nouvelle rectification qui, en ne laissant pas mûrir cette cicatrice, les ferait rentrer dans un vrai cercle vicieux. Mais rien n'est tout à fait sûr. La réponse est statistique. Dans des cas très rares, la marque peut devenir « moins belle qu'avant ». Malgré des délais suffisants, la cicatrice reste dure, douloureuse, prurigineuse et très colorée. On l'appelle alors chéloïde. Son traitement est difficile, irradiation par fil d'iridium et corticoïde peuvent parfois en venir à bout.

Quelle que soit sa qualité, la cicatrice est une marque rentrée dans la peau, indélébile. Beaucoup de gens vivent avec et ne s'en plaignent pas, certains ne supportent pas la moindre égratignure, d'autres y sont attachés.

— Ça vous gêne ?

— Quoi ? ma brûlure ? oh non ! pas du tout. Les copains s'amusent à me pincer le mamelon.

— Elle date de combien de temps ?

— J'avais six mois.

En sortant de mon bureau, il lève son pull, montre sa cicatrice à qui veut la voir et ajoute, un peu fort :

— N'y touchez pas docteur, ça m'enlèverait tout mon charme. J'y suis tellement habitué, voyez il y a des creux, des bosses, c'est une carte de géographie.

Quels avaient été les yeux de sa mère sur cette marque ? Certainement pas ceux de la femme assise en face de moi pour son enfant, une petite fille de quatre ans avec une discrète cicatrice sur la joue, en arrière de la commissure gauche de la lèvre, une autre au menton du même style, sur le nez une marque de croc plus visible.

— Elle a été mordue il y a huit mois, dit la maman.

— Ça t'embête les cicatrices ? dis-je en m'adressant à l'enfant.

— Des fois.

— Quand ça te gêne ?

Elle ne répond pas tout de suite, j'insiste.

— Ça ne me gêne pas quand je dors, finit-elle par me dire.

— Ça te gêne quand ?

— À la piscine, quand on saute dans l'eau.

— Tes petits copains t'en parlent.

— Non.

— Pourquoi ça te gêne alors, à la piscine ?

— Parce que.

— Parce que quoi ?

— Je sais pas.

La mère, très angoissée, qui aimerait répondre pour sa fille, ne sait pas non plus.

— Tu sais, cette cicatrice ne disparaîtra jamais, mais peut-être qu'on la verra un peu moins quand tu seras plus grande.

La mère ne s'attend pas à cette réponse, ce n'est pas ce qu'elle est venue chercher. Avec un regard réprobateur pour me faire revenir sur mon affirmation, elle lance assez fort :

— On pourra l'effacer plus tard, docteur.

Elle croit rassurer sa fille mais veut se rassurer elle-même. Pourtant, l'enfant est encore tranquille.

— Non, non madame ça ne disparaîtra jamais. La chirurgie, dans son cas, n'améliorera pas les choses. Les cicatrices sont encore roses. Avec le temps, elles vont spontanément blanchir. Il n'y a pas besoin d'y toucher, ni même d'y mettre de pommade. Le mieux est qu'elle évite le soleil cette année. C'est tout. Revenez dans deux ans, nous jugerons ensemble de l'évolution.

— Docteur, on va dans la lune et on ne peut pas enlever une cicatrice ? Ce n'est pas possible ! Avec tous les progrès de la médecine ! Vous êtes chirurgien esthétique tout de même.

— Il n'y a pas de gomme à effacer les cicatrices.

— Mais docteur...

— Malheureusement, elles ne s'effaceront pas.

— Mais à dix-huit ans ?

— Hélas, non !

— Mais plus tard...

— Non.

La femme s'arrête. Peut-être qu'à ce moment elle regrette d'être venue et me déteste. Elle ne veut plus entendre mes paroles ni les faire écouter à sa fille. Pourtant, leur dire la vérité, c'est leur rendre service. Les enfants ne sont pas comme les adultes, ils vous croient. Si vous leur mentez, au lieu d'apprendre à vivre avec leur marque, ils construisent tout un scénario à partir de ce que vous leur avez promis. Le deuil de la réparation ne peut être engagé que si quelques paroles sincères ont expliqué la situation. Le plus difficile est d'obtenir le deuil de la part des parents, condition nécessaire à l'épanouissement de l'enfant. La mère va-t-elle consulter d'autres médecins jusqu'à obtenir le discours qu'elle veut entendre ? Malgré mes efforts, elle reste inquiète et la petite fille paraît maintenant inquiète de l'inquiétude de sa maman.

— C'était le chien de mon père, je n'aurais jamais dû accepter de le garder.

La culpabilité de la mère s'exprime en plein. Elle l'empêche, car c'est au-dessus de ses forces, de comprendre l'élément essentiel de cette consultation : la gomme à effacer les cicatrices n'existe pas. Elle ne rend pas service à sa fille qui devra se rendre à l'évidence. Plus tôt cela aurait pourtant été moins douloureux.

Ce jour-là, une adolescente de quatorze ans, qui aurait pu être la même petite fille quelques années plus tard, vient à ma consultation. Les yeux remplis d'espoir, elle me demande : « Docteur, j'ai eu ça à trois ans. Ça y est, j'ai dix-huit ans, on m'a dit qu'il fallait que j'attende cet âge pour enlever la cicatrice. » Elle est venue sans sa mère. Dites-moi comment faire pour effacer quinze ans de mensonge ? Tâche difficile, sinon impossible, et qui n'est pas, ou si peu, du ressort du plasticien.

La cicatrice n'est pas toujours ressentie comme un élément surajouté. Survenue dans les premiers mois de la vie, elle s'intègre tellement à la peau qu'elle peut faire partie du schéma corporel de l'individu. Si l'autre ne renvoyait pas sa différence, il n'y ferait jamais attention. Qui se plaindrait d'avoir un nombril ? Pourtant, il s'agit bien d'une cicatrice, pas dans le dos, mais en plein ventre, bien visible, au centre de l'individu. Par contre, j'ai constaté le trouble de l'omphalectomie, c'est-à-dire de l'ablation de l'ombilic, nécessaire dans certaines pathologies comme les grosses hernies ou éventrations. Les patients nous demandent souvent d'en faire un autre, une autre cicatrice en somme. L'idée d'un ventre lisse leur est insupportable.

Cette femme que j'examine en est bien loin. Au-dessus de son nombril, une grande cicatrice en creux, très visible, lui barre le ventre. Elle ne vient pas pour ça, mais je lui demande :

— Comment est-ce arrivé ?

— Sténose du pylore, répond-elle.

C'est une affection grave du nourrisson qui nécessite une intervention immédiate, l'intestin est bouché juste après l'estomac. La solution chirurgicale permet de sauver la vie, mais elle laisse une cicatrice disgracieuse.

— Ça vous gêne ?

— Quoi, ma cicatrice ? Oh non ! pas du tout.

Si je n'avais pas posé la question, elle ne m'en aurait même pas parlé. Pourtant c'est une personne très sensible à son esthétique. Non seulement cela ne la dérange pas mais elle semble l'aimer. Elle lui a sauvé la vie en quelque sorte et elle ne peut la renier.

Ainsi chaque cicatrice a une signification pour celui qui la porte, qui coïncide ou non avec celle d'un observateur. Les cicatrices rituelles du visage dans certaines tribus africaines en sont un bon exemple. Volontairement infectées pour qu'elles gonflent, le but est de les rendre très voyantes car ce sont des parures sacrées. J'ai enlevé à une femme une cicatrice du lobe de l'oreille qui avait été si irritée qu'elle était devenue grosse comme un ballon de rugby. Elle devait en être très fière dans son pays d'origine mais, transplantée en Europe, dans une culture différente, la symbolique de sa cicatrice s'était transformée et elle ne s'y reconnaissait plus.

Les cicatrices de tentative de suicide sont aussi très exemplaires.

— Asseyez-vous. Excusez-moi pour le retard.

— Ce n'est pas grave, docteur.

— Pourquoi venez-vous ?

Il lève les manches de ses avant-bras, tend sa paume et

me montre des éraillures au poignet. Il y a cinq ou six traits horizontaux, à vrai dire peu visibles.

— Je voudrais qu'on me les enlève, docteur.

— Je suis désolé, ce n'est pas possible. Elles vous gênent vraiment ? Elles ne se voient pratiquement pas.

— Oui, oui, pourtant avec un laser, on peut ?

Il retire sa main, inquiet mais le mot magique est prononcé, le mot qui fait naître l'espoir : *laser.* Le laser peut tout. Il fait maigrir, grossir, coupe, tranche, enlève la cellulite, donne de l'énergie, calme la dépression, permet de faire des points d'acupuncture sans aiguille, efface les rides, tonifie la peau, redonne de la libido, traite l'impuissance, empêche de fumer, etc. Le laser est médecin ou plutôt grand sorcier, peu importe celui qui le manipule, le rayon aveugle tout. Vous avez un laser, vous avez tous les pouvoirs. Pas besoin de plume sur la tête ou de masque sur le visage. Malgré tout, cet instrument n'a jamais amélioré une cicatrice ni convenablement effacé un tatouage. Bien au contraire, les marques occasionnées par cet appareil sont plus apparentes que celles d'un bistouri classique. Je ne sais comment il a pu acquérir cette réputation. C'est sans doute un vague souvenir des films de science-fiction associé à un quiproquo sur des utilisations médicales indiscutables. Le laser sert à couper ou à coaguler de manière extrêmement précise dans des lieux où la lame du chirurgien trop encombrante ne peut aller. Ainsi, on peut couper dans la gorge, la trachée, l'œil, le cerveau sans aller faire un gros trou pour arriver dans la zone à traiter ce qui est, bien sûr, un énorme avantage. La peau est à la surface et le problème de l'accessibilité ne se pose pas. Il perd donc l'essentiel de son intérêt. Quelques indications persistent dans le cas de certaines taches très foncées que l'on veut éclaircir. Elles sont constituées de cellules sombres et claires. Seules les pigmentées absorbent l'énergie du rayon laser réglé à la longueur d'onde correspondant à la couleur de la tache.

Ainsi, elles chauffent au point d'être brûlées sélectivement alors que les autres constituants de la peau sont préservés. Un principe astucieux, mais des résultats mitigés, difficiles à obtenir, à réserver à des spécialistes avertis et à ne jamais utiliser en cas de tumeur.

Mon patient a essayé de s'ouvrir les veines et les cicatrices sur son poignet en sont la marque, c'est une évidence. Il n'a pas osé me le dire. La raison esthétique invoquée est une excuse. En réalité, la demande est symbolique. Ces stigmates témoignent d'un acte qu'aujourd'hui il réprouve, dont il a honte ou dont il veut effacer le souvenir. L'impression que les gens l'observent et en détectent la cause lui est insupportable. Autrement dit, il a la sensation que sur son bras est inscrit « suicidé ».

Comment l'aider puisque effacer une cicatrice est impossible ?

La seule solution est de brouiller les cartes, de transformer ces marques très évocatrices du geste en d'autres, illisibles ou de lecture différente. Parfois, il faut retirer toute la zone de peau qui porte les cicatrices et la remplacer par une greffe qui ressemblera à une brûlure. Peu importe qu'elle soit plus visible que l'ancienne si sa signification est autre. Toute la thérapeutique consiste à modifier le statut de l'individu à travers la trace gravée dans sa chair, de suicidé à accidenté, la situation est plus confortable. Si vis-à-vis des autres la ruse est indécelable, vis-à-vis du patient ce n'est qu'un modeste leurre. L'objectif exposé par le médecin doit donc être clair sans aucune équivoque ni illusion sur la qualité du résultat final. Avant de prendre toute décision, le patient est envoyé chez le psychiatre puisqu'une thérapie associée est souvent nécessaire.

La peau garde sa souffrance et personne ne peut la lui retirer. Elle emmagasine notre histoire et ne rend rien.

L'homme, parfois, y inscrit volontairement des messages déchiffrables. Volonté éphémère ou durable, le tatouage restera pour la vie. On a l'habitude de les diviser en deux catégories. L'artisanal est bleu, fait avec une aiguille à l'encre de Chine par les copains ou par l'individu lui-même à l'adolescence dans des périodes souvent difficiles. À l'armée, en prison, il marque son appartenance à un groupe. L'artistique plus intime, plus sophistiqué est en couleurs et pratiqué par un professionnel. Les demandes de détatouage concernent dans la majorité des cas les porteurs artisanaux qui considèrent qu'il s'agit de tatouages d'une époque révolue de leur vie sans qu'ils la renient toujours. Ils sont gênés, surtout quand leur signification est douteuse, dans leur recherche de travail ou dans leurs rapports de couple. Quand on s'est gravé : « Mort aux vaches » et qu'on veut rentrer dans la police ou : « À Céline pour la vie », alors qu'on est tombé amoureux de Charlotte, on est bien embêté.

Là encore, effacer le message est impossible. La dermabrasion fait passer du bleu foncé au bleu clair mais n'entraîne jamais la disparition. Cette atténuation est ridicule car elle ne rend pas service au patient. Quelle différence entre un signe dans un ton ou dans un autre ? Je ne pense pas qu'une Céline plus estompée satisfasse vraiment notre Charlotte. Une vieille idée traîne dans les livres de chirurgie plastique que les tatouages artistiques sont moins profonds que les artisanaux et seraient plus faciles à gommer. Ce n'est pas vrai, sur la peau inscrite retirée et retournée sur l'autre face, le dessin se voit en négatif comme sur un buvard. Le tatouage ne disparaît qu'en enlevant la peau, il est donc toujours remplacé par une autre marque mais l'objectif est de transformer le symbole. Le contrat est le même que pour les cicatrices d'autolyse : « Monsieur vous avez un tatouage, vous êtes un tatoué. Je peux vous l'enlever mais vous aurez une cicatrice comme un accidenté ou un brûlé. Le voulez-vous ? » La moitié des patients accepte et ne se plaint jamais de la séquelle résiduelle. Mais quand il arrive qu'une petite zone bleue de un ou deux millimètres resurgisse à côté de la cicatrice, ils exigent toujours qu'on leur enlève le petit point de couleur même si personne ne le voit.

Tatoué sans bleu, tatoué heureux.

Défiguré dans une explosion, seule la partie postérieure de son hémi-face gauche est indemne. Il n'a plus de nez. Les paupières sont rétractées, les yeux écarquillés, la bouche rétrécie, les joues aplaties, les oreilles racornies. Ses mains, pourtant très abîmées, restent habiles.

— Je me sers de mes mains. C'est presque suffisant. Je veux bien que l'on me décolle l'index du majeur. Promettez-moi que ça ne fera pas des cicatrices sur le corps ailleurs, pour le visage, c'est pareil.

Le corps n'a pas été brûlé et les cicatrices de l'aine et du ventre sont dues à des prélèvements de peau pour les greffes.

— Si jamais on doit prendre de la peau ailleurs sur mon corps, cela n'est pas la peine, je préfère rester comme je suis. Vous comprenez, sinon je vais ressembler à la guerre de Cent Ans, comme s'il y avait eu un bombardement. J'aurai des cicatrices partout et je serai obligé d'aller à la piscine tout habillé.

En réalité, à la piscine personne ne ferait cas de ces quelques cicatrices mais qui supporterait l'état de son visage ? Pourtant ces marques sur le ventre et sur l'aine, si petites soient-elles, sont ressenties comme injustes. Ridicules par rapport au reste, elles sont devenues primordiales pour le patient — comme si elles avaient pu être évitées. Manque d'information sans doute. Les régions de paix dans un corps blessé sont d'une richesse insoupçonnée pour les patients. Il faut savoir les respecter et accepter sans juger cette exigence qui peut paraître sans rapport avec l'importance des autres lésions.

« Reconstruire sans détruire » est pour moi une notion essentielle. Qu'il s'agisse d'un visage, d'un doigt, d'un pied, l'intérêt de la reconstruction doit toujours être mis en balance avec la dégradation de la zone qu'il va falloir nécessairement utiliser pour trouver de la matière à la réparation. Nous sommes souvent obligés de sacrifier des parties saines pour remodeler des zones malades. Mettre en balance la qualité du traitement d'une séquelle et le dégât qu'on va occasionner pour la réparer est un impératif souvent oublié, mais absolu. Obnubilé par le résultat, la rançon cicatricielle est souvent trop importante. De très beaux résultats peuvent parfois être obtenus au détriment, plus que de mesure, d'une autre zone du corps, qu'il s'agisse d'une prise de greffe, qui laissera une cicatrice importante, ou d'un lambeau qui entraînera une dépression. Seul le patient peut vous le dire et il faut essayer de le comprendre avant. Sachons être moins ambitieux pour être moins destructeur, la brûlure, ou tout autre accident, a bien été assez nocive, le chirurgien, même sans le vouloir, ne doit pas l'être aussi. Il faut savoir être plus modeste sur l'ampleur de l'objectif. C'est une question d'équilibre entre zone blessée et zone « à blesser ». Les séquelles sur cette partie détériorée, surtout si les choses n'avaient pas été clairement précisées avant, peuvent être ressenties comme un massacre. L'accident est une fatalité, il faut faire ce qu'on peut pour améliorer ses conséquences mais le chirurgien n'est pas là pour aggraver les zones indemnes sous prétexte de cette réparation. Combien de femmes et d'hommes souffrent des traces de prise de greffe plus que de leurs brûlures. Combien de jeunes filles les masquent pour la vie par des bas et des jupes très longues. Dans les congrès, on devrait toujours montrer non seulement les photos avant et après des zones réparées mais aussi celles des parties du corps abîmées par la reconstruction. Curieusement, cette habitude ne s'est pas répandue car elle ferait sans doute pousser parfois des cris d'horreur.

« Reconstruire sans détruire » doit nous rester en permanence à l'esprit. Essayer de moins nuire est la moindre des choses. Lorsque je suis devenu chef de service, ma première mesure a été de généraliser les prises de greffes sur le cuir chevelu alors que la cuisse est normalement la région privilégiée. Seule la couche la plus superficielle de l'épiderme est prélevée et la racine des cheveux reste en place (aucun poil ne poussera sur la greffe et le patient gardera toute sa chevelure). L'avantage est une cicatrisation très rapide, en trois à quatre jours, pour dix à quinze ailleurs, non douloureuse et surtout sans cicatrice sur la tête. Seul inconvénient transitoire, le rasage est bien mieux supporté qu'une grande marque indélébile.

L'homme sans peau meurt et l'homme mal dans sa peau peut mourir aussi.

La prise en charge du brûlé doit être globale. Sauver sa vie puis lutter pour sa fonction et son apparence, tout se mêle dans un même combat. Le défi peut se perdre, c'est la mort mais on ne fête jamais de victoire. Il n'y a pas d'arbitre, juge et partie, chirurgien, patient et famille sur des règles mal définies essaient de reconstruire l'impossible. Pour un moment, pour un instant, pour longtemps, c'est toujours ça de pris.

La peau est malade et tout contact est prohibé.

Le centre de grands brûlés est un endroit fermé, hautement technique, isolé par un sas, avec deux blocs opératoires, des salles de bains et des chambres seules pour chaque patient. Autour de cette structure se trouve le couloir circulaire des visiteurs où, à travers une vitre, ils voient l'être qui leur est cher et, s'il est conscient, conversent avec lui par un microphone. Je pense souvent à ceux qui veulent le toucher, lui parler tout bas. Même si le patient est ventilé par une machine, dans le coma, la famille aime être au plus près. Je doute souvent quand, pour des raisons évidentes d'asepsie, je dois leur dire non. Que doivent-ils penser s'il meurt ? Ce vol des derniers instants est-il si nécessaire ? Ce sont ceux qu'on a tirés d'affaire qui justifient notre résistance. Une visite de trop où ils attrapent un germe intempestif, la grippe ou l'angine du frère et peut-être ne seraient-ils plus là.

Sauver la peau car la peau sauve la vie. Sans elle, le brûlé se déshydrate, s'infecte et se refroidit. L'atmosphère chaude et humide des lieux est indispensable à sa survie. Les infirmières, aides-soignantes, médecins et chirurgiens, tous masqués, travaillent en tenue stérile. Les conditions sont harassantes, la fatigue vient vite, la sueur aussi. On se douche plusieurs fois par jour. En opérant, c'est l'étuve. La casaque est imperméable et si l'intervention dure longtemps, une autre équipe doit assurer le relais pour nous permettre de faire une pause, nous éponger et boire. Mais peu à peu on s'habitue, on ne se rend même plus compte. C'est une question de climat. Le chirurgien fait attention dès la première minute aux méthodes employées qui retentiront sur l'aspect esthétique mais l'objectif pendant cette période est d'obtenir une cicatrisation. Le brûlé est opéré et greffé à plusieurs reprises. On l'immerge trois à quatre fois par semaine dans une baignoire afin de décoller ses pansements et de détacher les lambeaux de peau calcinée.

Sans visage.

Le centre est un univers clos où cette partie du corps n'existe pas. Si ce n'est pas une stratégie délibérée des médecins, est-ce vraiment une coïncidence ? Pas de miroirs et des masques, le blessé ne voit jamais son visage et ne peut discerner celui des soignants. S'il est défiguré par la brûlure, il ne le sait pas encore et il n'en appréhende la gravité qu'avec difficulté, au travers de l'autre. Sans repère, tout concourt à ce qu'il l'oublie un moment. Il peut poser quelques questions mais les réponses sont vagues. À vrai dire, on ne sait pas bien encore quelle va être l'ampleur des dégâts. Le plus souvent il ne demande rien.

S'apercevoir.

Le patient guéri sort du centre. Dans sa tête, il est encore comme avant ou fait semblant de le croire. Il est heureux d'avoir gagné sa peau. Les stigmates de son corps ne l'inquiètent pas de trop. Il a confiance en la médecine qui va pouvoir tout lui réparer, du moins c'est ce qu'il pense, d'ailleurs il a lu dans je ne sais quel journal qu'un nouveau laser faisait des miracles. Après cette phase aiguë, le brûlé ne rentre pas chez lui, il va en centre de rééducation puis en cure. On va le masser, faire fonctionner ses articulations pour éviter au maximum les brides rétractiles, lui réapprendre les gestes élémentaires de la vie. Il portera des vêtements et des masques compressifs. On le traitera avec des eaux thermales, encore de l'eau pour boire, se baigner, s'asperger. Curieuse alchimie entre plaisir et douleur, les douches filiformes au jet puissant parfois à la limite du supportable assoupliront les zones cicatricielles indurées. Au-delà des bienfaits immédiats de toutes ces techniques, le bénéfice principal est ailleurs, non avoué : le brûlé, peu à peu, va faire connaissance avec sa nouvelle peau, son nouveau visage.

D'un monde sans glaces, le centre de rééducation ou de cure est le premier espace ouvert où il va de nouveau évoluer. Un champ particulier, protégé où il découvre un miroir, premier regard sur lui-même, œillade furtive, passer sans se voir, éviter ou ignorer l'image qui lui revient, au contraire l'analyser dans ses moindres détails, ne pas se reconnaître, chercher ses traits d'antan. C'est un coup de tonnerre. À ce stade, le brûlé est hideux, rouge, boursouflé, irregardable. Le choc est insoutenable. Les soignants qui ne font pas cas de sa défiguration et le visage des autres accidentés vont l'aider à passer le cap des mois suivants. Son jugement va changer, sa vision se modifier. Il va rencontrer des plus brûlés, des moins brûlés, des plus hideux, des moins hideux, des plus tristes, des plus gais, des optimistes et des pessimistes.

Ainsi, petit à petit, il reconstruit une nouvelle échelle de valeurs, une échelle de beauté dans la laideur, une gradation. Il suffit de changer les bornes. On peut être moche, laid, très laid, horrible, hideux, monstrueux. Dans cet univers, la limite est repoussée. Le moche devient beau, le vilain sublime, et le monstrueux acceptable. L'accidenté réapprend à se connaître, à se juger. Certes, il est affolé par son visage. Heureusement le miroir n'est pas toujours face à lui et c'est le regard des autres qu'il a à affronter. Il apprendra à distinguer, à reconnaître les émotions, même chez les grands défigurés. C'est la lecture de ces nouveaux visages meurtris qu'il lui faudra comprendre dans la diversité de leurs émotions. Les subtilités d'un visage africain ou japonais sont plus difficiles à percevoir pour un Européen, de même, au début, rien ne ressemble plus à un brûlé qu'un autre brûlé. Il est difficile de donner un âge. Mais, avec le temps, l'œil recapte les différences et le visage renaît. En jugeant les autres sans s'en rendre compte, l'homme s'évaluera lui-même et réapprendra à se connaître. Les bonnes paroles ne servent pas à grand-chose et seul le temps fera son œuvre.

Redevenir.

Le retour à l'état antérieur est impossible. Le brûlé doit le comprendre tout seul et sa famille aussi. Point n'est besoin de le lui dire. Trop tôt, cela serait cruel et sans effet. C'est un mécanisme intime que l'on ne peut qu'accompagner. Six mois est une durée minimale. Six mois pendant lesquels le brûlé recevra des soins divers et où il pourra faire quelques retours au domicile pour reprendre contact avec le quotidien. C'est la période du deuil.

Il n'est pas question d'entamer le programme de réparation avant ce délai. Six mois peuvent paraître longs pour une raison psychologique. C'est par chance le temps moyen de maturation des cicatrices. Avant, trop vascularisées, elles sont inopérables et tout geste chirurgical serait voué à l'échec. Heureusement, la biologie vient à notre rescousse pour nous interdire des interventions plus précoces. Il est toujours plus facile d'expliquer qu'une intervention n'est pas possible pour des raisons techniques que pour des raisons psychologiques. C'est une fausse vraie raison. L'accomplissement du deuil est la seule explication réelle à cette attente même si parfois le chirurgien peut se leurrer lui-même. Le retour à l'état antérieur n'est pas possible. C'est la clef du problème et l'explication de notre attitude. Nous ne sommes pas des magiciens qui, à l'aide d'une photographie prise avant l'accident, pourraient modeler la peau pour la faire redevenir comme avant.

Nos possibilités restent modestes. Malgré les récentes avancées, notre art est loin encore de nous satisfaire. D'irregardable, de monstrueux, nous arrivons au terme de multiples interventions chirurgicales à rendre laid. Mais est-ce suffisant pour aider ? La réponse est oui, sans équivoque, si le brûlé a fait le deuil de son état antérieur. D'irregardable à laid, il y a un réel progrès. Imaginons que nous opérions ce brûlé immédiatement après son accident et que de hideux, nous arrivions au même résultat. Ni lui ni sa famille ne l'admettraient car la comparaison se ferait avec son visage indemne de toute blessure. Ils ne pourraient en être que déçus. Même avec la plus grande habileté, la plus grande ingéniosité, le visage reconstruit ne serait qu'une pâle réplique. L'homme serait à tout jamais malheureux de la différence négative entre l'avant et l'après. Le temps doit faire son œuvre pour que s'interpose, entre ces séquences, le visage brûlé. Ainsi, pour le même résultat, l'individu sera ou non satisfait selon la qualité de sa prise en charge globale. La dextérité d'un chirurgien est certes capitale mais l'absence de prise en compte de la personne dans son ensemble rendrait caduques toutes les prouesses techniques car les limites de notre mission ne sont pas très claires. Leur sauver la vie, certes mais ensuite ?

Il arrive que le temps passe, un an, deux ans, trois ans sans que le blessé ne fasse jamais le deuil malgré des interventions d'amélioration bien menées. C'est souvent le cas pour les victimes d'attentats. Si l'accident est vécu par le patient comme une malchance reconnue et prise en charge par la société, l'attentat est par nature totalement différent. Ni notre conscience individuelle ni notre conscience collective n'y sont préparées si bien que l'attentat est ressenti comme une injustice. Dans cette situation délicate d'insatisfaction chronique le désarroi est à son comble. Sans deuil, certains, alors que le besoin ne s'en fait plus sentir, gardent leur masque compressif comme pour se cacher.

Trois ans de travail chez un jeune homme brûlé consciencieux et attentif pour un résultat dont je suis très satisfait — bien sûr il reste des marques. Compte tenu de la bonne qualité de la réparation, je me crois autorisé à lui dire que nous sommes en fin de traitement. Cette affirmation ne vient presque jamais dans la discussion. En effet, les résultats ne sont jamais complets, une amélioration même minime est toujours possible et c'est l'intéressé qui interrompt son plan thérapeutique au moment où un certain équilibre lui semble retrouvé. Il remet alors à plus tard les interventions prévues. J'analyse cette remise à plus tard comme un facteur de bonne acceptation de la nouvelle apparence. Chez ce patient, le résultat est excellent et il a l'air si équilibré que je fais une entorse à ma règle. À mon annonce, il arbore un grand sourire ce qui je pense corrobore ma décision. Mais très vite, j'entends de sa bouche, à mon goût si bien réparée, cette phrase assassine :

— Docteur, il faudra me conseiller un chirurgien esthétique maintenant.

Je reçois comme un coup de poignard. Malgré les explications répétées, il n'a pas compris les limites. Je m'y suis peut-être mal pris ou il n'a peut-être pas voulu entendre.

— Un chirurgien esthétique, pourquoi ? lui dis-je en bégayant.

Il s'est mis dans la tête que chirurgie reconstructrice et chirurgie esthétique sont différentes et qu'il faut passer d'un spécialiste à l'autre quand le premier a terminé. Grossière erreur, bien sûr, mais qui le protège de l'incomplétude obligatoire du résultat et de mon aveu intempestif. Après tout, il ne m'avait rien demandé. On voit l'intérêt majeur de la pratique des deux aspects de la spécialité par le même chirurgien et dans le même service. Aucun brûlé ne ferait confiance à juste titre à un opérateur qui n'aurait pas toutes les cordes à son arc. J'ajoute qu'à l'inverse la chirurgie de la brûlure, par sa difficulté, apporte beaucoup aux autres parties de la chirurgie plastique.

— Eh bien, pour la peau et pour la cicatrice, insiste le jeune homme, toujours avec un grand sourire. Indiquez-moi un chirurgien esthétique au Brésil, aux États-Unis, ou ailleurs, je parcourrai le monde entier si c'est nécessaire.

Sa bouche me semble énorme. Les greffes de ses lèvres ne me paraissent plus si belles.

Le contraire existe aussi. Certains patients menaient une vie sociale, sentimentale ou professionnelle difficile avant leur accident. Ils erraient sans objectif. La brûlure les a défigurés. Dans leur nouveau microcosme, ils occupent une place plus valorisée. On s'intéresse à eux, ils retrouvent de l'affection, un lieu, un service, une maison. Ils créent de nouveaux liens. La brûlure est un combat, leur combat. Ils luttent et, j'ose à peine le dire, ceux-là sont plus heureux qu'avant.

Parfois, alors que le deuil est consommé, un deuxième deuil devra se faire, souvent plus douloureux que le premier. Cet homme brûlé va mieux. La défiguration est très importante et la peau commence à s'assouplir. Nous avons commencé à échafauder un plan de réparation. Il entre seul. D'habitude, il vient toujours avec sa femme. J'ouvre son dossier, je le sens mal à l'aise. Je lui explique que tout va bien et qu'enfin nous allons pouvoir commencer son visage.

— Tout va aller mieux, lui dis-je.

J'attends une réaction de joie, rien. J'essaye encore, il reste passif.

— Si vous voulez, docteur, me lance-t-il.

— Qu'y a-t-il ? Qu'est-ce qui ne va pas ?

Il baisse la tête.

— Ma femme m'a quitté. Elle est partie vivre à Marseille avec un autre homme. C'est foutu.

Pourtant elle est venue tous les jours dans la phase aiguë, l'a aidé, assisté dans les moments de souffrance les plus difficiles, s'est réjouie de ses premiers progrès, a demandé des nouvelles régulières, s'est inquiétée de son moral, l'a encouragé quand il faiblissait. Elle l'a quitté brutalement, sans égards, peut-être au moment où elle a compris qu'elle ne retrouverait jamais le visage antérieur de son mari. C'est une situation fréquente. Le conjoint, la famille fait aussi son deuil mais il ne va pas toujours dans le sens souhaité par l'être atteint dans sa chair. Il n'y a rien à dire. Rester par pitié ne serait sans doute pas meilleur, se retrouver dans un lit avec un homme dont la peau est complètement transformée, dont les mains estropiées ne peuvent plus donner les mêmes caresses n'est sans doute pas facile et l'amour n'est parfois pas suffisant. Cette situation est extrêmement fréquente. Ne pas juger, ni la femme ni le brûlé.

Choisir le niveau de son égoïsme est une réelle difficulté pour chacun. Le brûlé ne se relève pas sans mal de cette épreuve, d'autant que c'est pour la restauration de l'image de son corps qu'il lutte et que cet abandon en signifie la déficience, avec la sensation qu'aucun autre amour n'est possible, qu'il ne pourra plus séduire. De multiples exemples me prouvent, heureusement, que le contraire arrive aussi, et j'ai vu débuter de nombreuses idylles, peut-être même parfois parce que les partenaires étaient brûlés.

Ineffaçable, la cicatrice recouvre.

Elle peut ainsi faire disparaître l'image du corps sous-jacent. Le patient souffre alors de ne plus être ce qu'il était, il se perd. On pourrait considérer qu'il s'agit d'une amputation du visage d'antan. Pourtant dans la majorité des cas, les brûlés semblent moins malheureux que les amputés. Une patiente, gravement brûlée de la face et du corps, traitée dans le service depuis sept ans sympathise avec sa compagne de chambre dont il faut amputer la jambe. À lumière de cette expérience, dont elle est le témoin, alors qu'elle-même a dû supporter d'énormes souffrances et qu'elle demeure défigurée, malgré tous nos efforts, elle déclare :

— Je préfère être brûlée qu'amputée.

Cette affirmation tout d'abord me trouble. Avec sa prothèse, l'amputée est dans la vie sociale une femme normale alors que l'auteur de cette réflexion garde des stigmates importants. Ce n'est que peu à peu, en côtoyant les deux types de handicaps, que je me forge une opinion qui m'amène à comprendre ce qu'elle avait ressenti très vite et de manière intuitive.

Le recouvrement par la cicatrice entraîne la non-reconnaissance du corps sous-jacent mais la structure persiste. Il n'y a pas de perte, de disparition, pas d'atteinte de l'intégrité corporelle, seulement une altération de sa lecture.

Ineffaçable recouvrement.

Quand un brûlé de grande surface a intégré sa peau meurtrie, la peau saine devient malade. Elle choque l'œil car ces îlots indemnes noyés dans l'océan cicatriciel rappellent une normalité oubliée. Souvent l'homme demande leur ablation, c'est un bon signe, le deuil est fait au point que ces reliquats de peau saine sont considérés comme pathologiques. Sa nouvelle écorce est brûlée, un point c'est tout, et il veut que le chirurgien lui enlève la peau indemne pour redonner au corps l'uniformité d'une normalité nouvelle.

C'est pourtant évident, mais je ne l'ai pas compris tout de suite : la cicatrice est peau, et c'est la clef du problème.

Écho

Collection de mots

Une collection de mots.
Une collection de mots qui vous plaisent,
Ne croyez pas que ce soit si simple.
Essayez, vous verrez, choisissez votre premier mot.
C'est difficile un premier mot.
Ne soyez pas trop ambitieux,
Ne cherchez pas le mot,
Certains y ont passé leur vie,
Choisissez un mot.

Les mots ne s'échangent pas, ne s'achètent pas, ils se donnent.

Chacun peut apprécier sa collection à sa manière.

La lire à haute voix, la chuchoter, la crier, la penser, mettre le ton.

Un seul mot mal choisi et c'est l'ensemble qui en pâtit.

Aucun mot n'est rare, tout mot peut être joli.

La beauté du mot ne dépend pas du mot mais du collectionneur.

Un bon gros mot que l'enfant sait dire pour rigoler en se cachant de ses parents. Déjà le voiler mais l'énoncer assez fort pour espérer qu'il se fasse entendre et se faire disputer pour pleurer. Tout ces mots qui s'entrechoquent, des bons, des mauvais, des mots à l'origine de tous les maux, des mots qui peuvent tuer mais soigner aussi, point besoin de couteau ni de bistouri. La consultation est un festival de mots, des mots-dits, des mots-redits, des mots-pas-dits, des mots-trop-dits, des mots-non-dits, des mots-enfouis. Parfois, ils prêtent à sourire comme cette patiente à qui je demande : « Vous venez pour votre ventre ? » et qui me répond : « Oui, mon gendre me gêne beaucoup. » Ils peuvent être témoins d'une souffrance insoupçonnée, signes d'alarme qu'il convient de prendre en compte dans l'indication opératoire. « J'ai commencé à maigrir pour mon enterrement », me dit une femme au lieu de « pour mon intervention ». « Non, non, docteur, si vous ne pouvez pas me faire le ventre, je n'en vivrais pas », me dit une autre. Et quand j'essaie d'adresser celle-là au psychologue, elle me répond : « Non, docteur. Moi j'aimerais bien trancher la situation tout de suite. » Là est bien le problème et l'erreur dans laquelle il ne faut pas être entraîné.

Il m'est arrivé dans les suites d'une rhinoplastie réussie qu'une patiente me dise au moment du déplâtrage : « S'il est raté, je me suicide », ou bien, plus grave : « Docteur, je suis encore vivante, je suis déçue, je croyais bien que je n'allais pas me réveiller, dommage. » J'en ai froid dans le dos, je n'avais pas détecté le trouble et j'aurais pu être sans le savoir l'arme d'un suicide déguisé. L'image d'Épinal du chirurgien est celle d'un homme ganté, masqué, une lame ou une aiguille à la main. On pourrait croire que la consultation est une activité annexe. Pourtant, rien que ces quelques exemples montrent qu'elle est fondamentale, sans elle rien n'est possible, c'est le début et la fin. Moment privilégié dont je ne peux me lasser, croisement de deux visages, de deux discours, écouter. Il y a bien sûr plusieurs lectures, comprendre, faire confiance, quel contrat étonnant, incroyable, impossible ! Après une, deux ou trois consultations, une décision opératoire peut être prise avec un patient qui se remet entièrement entre mes mains. Même en prenant son temps la durée de ce contact reste réduite et il va accepter que j'ouvre ses entrailles. Après avoir été dans l'intimité des mots, il accepte que je sois dans l'intimité d'organes qu'il ne verra jamais lui-même, tout cela endormi, sans possibilité d'action, inerte. Quelle confiance inestimable il me donne. Elle m'étonnera toujours.

Je pense souvent à mes premiers patients que je remercie particulièrement. Ils sont venus un peu par hasard, j'avais un peu plus de vingt-cinq ans et pas du tout la tête d'un chirurgien. La plupart croyaient au début de l'entrevue que j'étais l'externe ou l'interne et malgré cela ils se sont fait opérer parce que la consultation s'était bien passée. Une seule fois, je me rappelle, une personne m'a demandé mes diplômes. Le contact ne s'est pas fait et je ne suis pas intervenu, bien sûr. Je ne peux pas opérer les gens que je n'aime pas et je crois que les gens qui ne m'aiment pas ne se font pas opérer par moi. C'est bien comme ça. En fait, les choses ne sont pas très compliquées. La plupart du temps, il n'est pas besoin de refuser l'intervention, un prétexte mutuel est vite trouvé sans qu'aucun mot désagréable ne soit prononcé.

Dans ce concert de mots, dans dix à vingt pour cent des cas unc évaluation psychologique de la demande m'est nécessaire quand déchiffrer seul s'avère trop difficile. Dans la pratique, la plupart du temps, cette proposition est acceptée avec intérêt, voire comme un soulagement et je ne redoute pas de la proposer. Mon indication opératoire va dépendre de cet avis. C'est parfois le généraliste qui suscite la consultation. Dans ce cas, il peut avoir déjà fait une grosse partie du travail.

Ainsi les mots s'assemblent autour du corps. Il faut en

dénouer le sens pour qu'à la précision du geste s'ajoute la précision du pourquoi du geste.

Réponses à la question : Quel âge avez-vous ?

— Huit ans et demi.
— Cinquante-deux ans (quand on en a presque cinquante-trois).
— Euh...
— Le 23/4/28.
— Le 24/5/29. Ça fait combien ça ?
— La quarantaine (quand on en a quarante-huit).
— Cinquante-deux ans le 3 mars.
— Presque vingt-huit ans.
— Cinquante et un ans depuis le mois de janvier.
— Je rentre dans ma cinquante-quatrième année.
— Écoutez, j'ai un doute sur mon état-civil car on ne sait pas en Algérie si c'était un 6 ou un 0. Donc je ne sais pas si je suis née en 1920 ou en 1926.
— J'ai vingt ans (quand on en a dix-neuf).
— Cinq ans (quand on en a trois).
— Je viens d'avoir vingt-quatre ans.

— La tête dans un four !
— Oui, la tête dans un four, me répond l'interne.
— Comment a-t-il pu à son âge ? Il a quatre-vingt-trois ans.
— Il a allumé le four et a mis la tête dedans.
— Il vivait seul ?
— Oui, il vivait seul. Il a voulu se suicider.

La dépression des vieux est difficile à détecter. Quelle idée, surtout pour un homme de cet âge, d'aller mettre la tête dans un four.

— C'est sa concierge qui l'a trouvé, elle avait les clés. Elle est arrivée juste à temps.

— Il est conscient ?

— Oui.

— Il a de la famille ?

— Il n'a rien voulu dire.

— Vous êtes sûr que ce n'est pas un accident ?

— Comment voulez-vous qu'il mette la tête dans son four par accident ?

— Ça a l'air superficiel, ça ne semble pas trop grave sauf l'oreille gauche dont la brûlure pourrait être plus profonde. Il faut quand même lui faire une fibroscopie pour voir s'il n'a pas respiré des vapeurs brûlantes qui pourraient avoir touché sa trachée.

J'entends un téléphone sonner au loin.

— Et il n'a rien ailleurs ?

— Non, non, je l'ai examiné. Rien du tout.

Une infirmière nous interrompt.

— Monsieur, la consultation vous appelle, vous avez beaucoup de retard.

— Bon, bon, je descends tout de suite. Vous terminez le bilan et vous m'avertissez quand c'est fini.

Je me dirige vers mon bureau en pensant à ce vieillard que je n'ai pas encore vu. A-t-il voulu vraiment mourir ? Je l'imagine chez lui en train d'ouvrir son four, attendre qu'il chauffe puis s'accroupir pour mettre sa tête à l'intérieur.

La salle d'attente est pleine. Je passe sans dire bonjour à personne. Je ne vais pas leur expliquer qu'un vieux a mis la tête dans son four ce matin. Je doute d'ailleurs qu'ils le croient. Malgré tous mes efforts, j'ai beaucoup de mal à être à l'heure. Le métier de chirurgien ne s'y prête pas. Comme un sportif de haut niveau, il faut opérer beaucoup pour être performant et il y a trop d'impondérables. Pour faire de l'accueil, il faudrait se dépêcher de terminer une intervention qui dure plus que prévu, raccourcir une consultation où le point n'a pas encore été fait, refuser de recevoir une famille angoissée ou ne pas donner un conseil à un collaborateur qui le demande. Comment prévoir à l'avance si une consultation va durer dix minutes ou une heure, si une intervention ne sera pas source d'une difficulté inhabituelle ? En réalité, pressé, je reste calme, je prends mon temps au risque d'en perdre encore un peu, sinon tout dérape. Le plus souvent, mes patients le comprennent et, quand je leur explique pourquoi, ils sont rassurés. Pour les autres, je ne peux rien, se dépêcher serait le pire de tout. S'ils pensent que compétence et chronomètre riment, je me demande comment ils réagiront quand leur médecin jettera un coup d'œil sur l'horloge au bout d'un quart d'heure pour leur signifier qu'ils doivent conclure.

Le temps est une telle obsession pour moi que je l'ai paradoxalement exclu de mon univers. Je ne porte pas de montre et il y a bien longtemps que je ne fixe plus d'heure pour la fin de ma journée qui se terminera comme toujours assez tard. La plupart des choses auront été faites, il en restera sans doute quelques-unes qui seront remises à plus tard. Ce sont toujours celles qui ont le moins d'importance, même quand sur le moment je pense le contraire. Aujourd'hui un vieux a mis la tête dans un four, alors quelques minutes en plus ou en moins...

Une jeune femme a déjà été installée dans le bureau par ma secrétaire. Elle vient pour ses seins et ne semble pas s'être impatientée.

— Ma mère a fait une réduction mammaire à quarante ans, elle n'a pas voulu que je le fasse avant l'âge de vingt ans. Si ça continue, la peau va être très flasque. Ma mère l'a fait tard parce qu'elle avait en plus une histoire de cellules qui étaient douteuses.

Mauvaise raison, une excuse sans doute. Je ne rentre pas dans les détails, ce mensonge appartient à la mère.

— Moi, je ne peux pas supporter mes seins, ils sont trop gros, tellement gros. Quand on me fait des compliments, je ne le supporte pas. Les gens sont méchants, ils vous regardent. Ils regardaient beaucoup ma mère pour cela, puis je me suis aperçue qu'en fait, ils nous regardaient toutes les deux.

Silence.

— Et votre mère ne veut pas ?

— Si. Elle m'a dit de venir vous voir. Mais avant, elle y était hostile.

— Et votre père ?

— Oui, lui m'encourage.

— Vous les voulez très petits ?

— Non, je les veux moyens et qui ne tombent plus.

Je l'examine. Elle a des seins un peu gros mais elle les voit énormes.

Curieuse limite entre gros et petits seins.

C'est la raison pour laquelle je ne fais pas déshabiller mes patientes tout de suite, je leur demande de me raconter leur corps. Je suis toujours surpris. Les mêmes seins seront trouvés trop gros pour certaines, trop petits pour d'autres. J'essaie de ne projeter ni mon goût ni mon désir, ils n'ont pas d'importance. Je ne suis pas spécialiste de la beauté, ça ne veut rien dire. De mon cabinet, il ne sortirait que des individus identiques ou presque, ça n'aurait aucun sens. Habillé, je comprends leur gêne, apprécie leur mal-être sans a priori. En racontant leur corps, elles m'aident à me mettre dans leur peau et non dans celle du voyeur. Déshabillées, le discours se focalise sur l'organe, la grosseur du sein, l'étendue de la cicatrice, la couleur et occulte tout le reste. Bien sûr, il faut faire une mise au point technique très précise mais c'est une deuxième étape. Peu importe la manière d'opérer s'il ne faut pas opérer et c'est de ce reste dont il faut parler d'abord.

Faut-il orienter cette jeune fille vers une thérapie complexe des rapports avec sa mère ? lui conseiller une analyse ? Faut-il l'opérer tout de suite ou mener les deux choses ensemble ? L'intervention résoudra-t-elle le problème ou lui permettra-t-elle d'amener sa réflexion ailleurs ? Est-ce que les seins sont causes ou symptômes ? Toutes ces questions que je me pose ont rarement des solutions simples. Cependant l'expérience nous montre que l'hypertrophie mammaire mal supportée chez la jeune fille doit le plus souvent être opérée très tôt (à quinze ans s'il le faut). Les problèmes ont alors des chances de se dissiper. Ces jeunes filles, souvent grosses comme si elle voulaient cacher leurs seins dans leur corps, maigrissent, retravaillent en classe et ont des rapports normaux avec leurs camarades alors qu'elles s'étaient exclues. Ce n'est pas une règle absolue et parfois l'aide psychothérapique est indispensable. Tout peut être d'ailleurs associé. Les nutritionnistes savent que ces femmes doivent bénéficier d'une réduction mammaire avant même le régime pour éviter que leur prise en charge ne soit vouée à l'échec.

— Je vous opérerai prochainement, mademoiselle.

Un homme jeune entre ensuite dans un état un peu catatonique.

— Vous venez pour quoi ?

— Pour un *genu valgum.*

C'est une déformation du genou. L'examen montre un genou normal.

— Vous n'avez pas de *genu valgum,* lui dis-je.

Il ne paraît pas être content de ma constatation.

— Pourquoi êtes-vous ici ? finis-je par lui dire.

— Comme ça ! Les hôpitaux, ça me passionne.

À l'évidence ce patient n'a pas toute sa raison et je fais

de mon mieux pour l'orienter sur une prise en charge plus globale.

C'est au tour d'une petite fille de sept ans très coquette qui entre avec son grand-père. Elle vient pour ses oreilles décollées qu'elle cache sous sa chevelure blonde.

— Pourquoi ça te gêne ?

— Parce que ça dépasse de mes cheveux.

— Tes copains et copines à l'école te l'ont dit.

— Oui, mais je ne me laisse pas faire.

— Tu sais, on peut faire cette intervention sous anesthésie locale ou sous anesthésie générale.

— Sous anesthésie générale, me dit-elle sans hésiter.

— Tu as l'air bien au courant.

— Oui, j'ai deux copines qui se sont fait opérer.

— Alors, je vais t'expliquer quelque chose : si on te le fait sous anesthésie générale il faudra que tu dormes à l'hôpital. Sous anesthésie locale, ça ne te prendra qu'une journée, tu auras une petite piqûre dans l'oreille et après tu n'auras plus mal.

L'enfant a l'air très inquiète.

— Tu choisis. Tu fais comme tu veux mais je t'assure qu'on peut le faire sous anesthésie locale. Si tu as un peu mal, tu me le dis, je rajoute un peu de produit et ensuite la douleur passe.

— Ah ?

Le grand-père ne prend pas parti.

— Tu sais, j'ai beaucoup d'enfants de six ans qui se font opérer sous anesthésie locale, c'est toi qui dois décider.

— Je ne sais pas.

— Pourquoi ?

— J'hésite, ma copine a eu un gros pansement, est-ce que j'en aurai un aussi ?

— Oui, tu en auras un, puis tu porteras un bandeau jour et nuit pendant huit jours, puis seulement la nuit pendant six semaines.

Tout à coup, le grand-père, qui semble avoir compris les raisons de l'hésitation de sa petite-fille, dit :

— Tu sais, on te fera arrêter l'école quelque temps, même si on te fait une anesthésie locale.

Le visage de l'enfant s'épanouit.

— Oh ! une anesthésie locale alors !

Le grand-père rit, heureux d'être avec sa petite-fille. Il a des cheveux blancs, une barbe courte, des yeux pétillants. Habillé en survêtement blanc, à plus de soixante-quinze ans, il garde une allure sportive. Je pense alors de nouveau au vieux monsieur qui avait mis sa tête dans le four et j'ai un mauvais pressentiment. Désespéré, il pourrait être en train d'escalader la fenêtre de sa chambre pour s'y jeter. Je vais dans le bureau de ma secrétaire et demande qu'on me joigne tout de suite la surveillante. Pendant ce temps, l'homme âgé prend un rendez-vous pour sa petite-fille.

Dans le couloir, la famille d'une patiente insiste pour me voir, ce qui ne va pas arranger mon retard. Je l'ai opérée ce matin d'un énorme cancer du sein transformé tout entier en une grosse masse tumorale. Elle s'était laissée aller, sans doute avait-elle peur de venir à l'hôpital ou d'avouer sa maladie. Avant l'intervention, j'ai eu une longue discussion avec elle où je lui ai expliqué la gravité de la situation. Elle m'a demandé de mettre sa famille au courant car elle ne voulait pas le faire elle-même. Trois personnes sont assises devant moi, deux hommes et une femme que je m'apprête à voir mais le téléphone sonne, c'est ma surveillante.

— Comment va la personne âgée qui s'est brûlé la tête ce matin ? Respire-t-elle bien ?

— Aucun problème, me répond-elle.

— Et le bilan et la fibro ?

— Pas encore là.

— Bien qu'il soit très vieux, il faudrait condamner la fenêtre.

— C'est déjà fait.

Rassuré, je me dirige vers la famille.

— Bonjour madame, bonjour messieurs.

— Bonjour docteur. Comment ça s'est passé ?

— Excusez-moi, qui êtes-vous ?

La femme prend la parole :

— Je suis sa sœur, c'est son mari et voici son frère.

— Justement, je voulais vous voir.

— Ça va aller ?

— Écoutez, ça va aller pour le mieux, vous savez, ç'a été très difficile.

— Ah bon ?

— J'ai dû enlever tout le sein ainsi que la peau autour et faire une greffe. Elle est actuellement en réanimation car elle a une hypocalcémie, il faut la surveiller de près.

— Mais là, me dit la femme, tout est enlevé ?

— La lésion du sein est enlevée. Elle était ulcérée, elle saignait, et j'y étais donc obligé. Malgré tout, sa maladie est bien avancée, elle a des métastases osseuses.

— Ah bon ? C'est grave alors, docteur ?

— Bien sûr ! Comment se fait-il qu'elle ait attendu aussi longtemps ?

La sœur regarde d'un air réprobateur le mari qui tourne un petit peu la tête.

— C'était vraiment énorme, elle aurait pu y aller avant.

— Oui, oui je sais, acquiesce le mari, à regret.

— C'est grave à ce point ? dit le frère.

— Hélas, oui ! mais on doit avancer pas à pas. L'intervention s'est bien passée, il faut que les suites opératoires soient bonnes. Elle retournera voir les cancérologues, il y aura peut-être un traitement qui permettra qu'elle aille mieux dans un certain temps.

La sœur ajoute :

— Alors, ce médecin homéopathe, c'est donc un assassinat ?

— Pourquoi ?

Le mari prend la parole :

— Parce qu'il la traitait avec des médicaments, je ne sais pas ce qu'il a fait.

— Écoutez, je ne sais pas, l'intervention s'est bien passée, attendons la suite.

— Merci, docteur.

Je tends la main aux trois personnes tandis qu'une jeune femme rentre dans le bureau.

— Pourquoi venez-vous ?

— Pour ma culotte de cheval, docteur, elle m'empêche de vivre...

Autre tristesse, autre détresse, chacune doit être entendue mais le niveau d'urgence n'est pas toujours le même. Les entretiens de patients se suivent, variés. Jamais aucun ne ressemble à un autre et chacun d'eux peut me surprendre et me faire découvrir quelque chose qui me fait progresser.

Ma consultation se termine.

Je vais au troisième étage faire la visite des opérés du lendemain. L'interne me rejoint.

— L'homme à la tête dans le four va bien ? lui demandé-je.

— Oui, ça ne sera sans doute pas grave, le psychiatre passera demain, la fibroscopie est normale.

Je suis surpris quand je rentre dans sa chambre. Il ne ressemble pas du tout au grand-père que j'avais imaginé. Il n'a pas de barbe. Ses cheveux longs et gris sont jaunis par les flammes. Il a quelques petites cloques sur les joues. Ses sourcils sont bruns. Il est très bien habillé, porte une cravate, des bretelles. Il n'a pas voulu se dévêtir et n'a toujours pas dit un mot. Il ne correspond pas à l'idée que je m'en faisais. J'avais envie de m'attendrir sur son cas, d'en faire un exemple de détresse incroyable où j'aurais été là pour l'aider. Ni son physique ni son allure n'inspirent cela. Il est digne et j'ai la sensation qu'il refuse notre pitié. Il nous regarde froidement. J'essaie de lui parler mais il ne me répond pas. Je sors de la chambre un peu déçu bien qu'il aille pour le mieux.

Aujourd'hui un homme a mis la tête dans un four, et je ne sais pas pourquoi...

Les mots sont comme les visages. Dans chaque nouvel univers, certains plus ou moins rares ou spécialisés peuvent paraître monstrueux. Dans mon domaine, celui de la médecine puis celui de la chirurgie plastique, je me suis d'abord habitué peu à peu à leur sonorité. Ils m'ont paru ainsi moins étranges, parfois même avant d'en comprendre la signification. Puis, ils sont devenus si familiers que je ne les ai plus distingués. Je me suis rappelé l'ami que j'avais invité dans mon service qui avait dit des brûlés : « Ils sont tous horribles », alors que je les trouvais beaux. Et si un étranger à ce métier disait pour décrire ces patients : « Ils sont incompréhensibles », cela voudrait dire la même chose. J'ai entrepris avec lui la visite de quelques chambres, de quelques mots mais de toute façon il faut du temps.

Anastomose, excision, TS, nécrose, lambeau...

Ombre

Avant dans les mines, on mettait un moineau pour détecter le grisou.

Oiseau, tu devais mourir pour prévenir les hommes du danger.

« DOCTEUR, est-ce que je pourrai encore danser ? » avait été la première question au réveil de cet ingénieur, victime d'un accident de voiture, qu'on avait dû amputer trois jours plus tôt. Ça voulait dire bien d'autres choses : « Et ma femme m'aimera-t-elle encore, même au lit ? » Ce même patient, qui n'est pas fou, a dans la semaine, suite à son amputation, une obsession étonnante. Il veut garder sa jambe coupée (qui est toujours à la morgue) chez lui dans un bocal. Il a fait part de son projet à sa femme et aux infirmières. Tout le monde reste perplexe. C'est même problématique car, finalement, ce membre lui appartient.

— Vous avez dit que vous vouliez garder votre jambe, est-ce vrai ? lui demandé-je.

— Non, je ne sais pas, je l'ai dit un peu comme ça,

— Vous voulez l'enterrer ? Vous y avez droit si vous voulez.

— Non, non, je l'ai dit comme ça. Je voulais savoir si je pouvais la mettre dans un bocal chez moi.

Une autre fois je parle avec une femme dont j'ai reconstruit récemment le sein.

— Bonjour, docteur.

— Ça va bien ?

— Oui, ça va bien. Est-ce que je sors bientôt, s'il vous plaît ?

— Dans dix jours, environ,

— Bon, comme vous voulez, docteur. L'assistante sociale m'a conseillé de ne pas rentrer chez moi tout de suite mais d'aller en maison de repos.

— Vous pourrez sortir un peu plus tôt dans ce cas.

— J'espère que je ne vais pas encore rêver que mon sein est tombé, me dit-elle.

— Vous avez rêvé quoi ?

— Que mon sein est tombé et a roulé sous le lit. Je crois que c'est parce que je m'étais mise dans une mauvaise position.

La jambe dans un bocal, le sein sous le lit, ce sentiment d'appartenance n'existe pas chez la personne dite malformée, terme qui signifie déjà notre jugement, « non formé comme la majorité », devrions-nous dire. C'est ce jugement qui risque de peser lourd dans la vie de la personne différente. Pour elle, il n'y a pas de perte, il y a inexistence et il n'y a donc pas souffrance a priori. C'est le regard de l'autre qui l'induit. Si un enfant avec une main en moins grandissait sur une île déserte ou s'il vivait à côté d'enfants identiques à lui, il ne se poserait aucune question, s'adapterait, ferait la part des choses entre ce qu'il peut faire et ce qu'il ne lui est pas possible. C'est un apprentissage que nous faisons tous chacun à notre niveau. Son schéma corporel est en accord avec son apparence, son cerveau avec sa peau, il n'a qu'une main et avec une main il peut pratiquement tout faire. Pourquoi irait-il en inventer une seconde ? Il se fabriquera simplement des outils adaptés. Que ferions-nous d'une troisième main si elle n'est pas programmée dans notre tête ? Elle serait là pour nous encombrer, nous n'en trouverions pas l'utilité. D'ailleurs, si un enfant naît avec un sixième doigt, il n'est pas qualifié de mieux formé, d'autant que les médecins proposent de le lui enlever. Le différent de nous n'est pas inadapté, c'est nous qui le sommes par rapport à lui. Les modifications chirurgicales censées l'améliorer auront beaucoup de mal à être intégrées (il faut qu'elles soient faites très jeune). Il ne trouvera pas, par exemple, l'utilité du doigt transplanté sur sa main à partir d'un orteil puisqu'il n'a pas d'existence dans son cerveau. Il fera souvent semblant d'y croire, un peu pour nous faire plaisir.

Le syndrome de Poland obéit aux mêmes règles. Ce sont des femmes qui naissent avec un sein en moins et parfois des anomalies du thorax et de la main du même côté. Il s'avère que les seins « construits » dans ces cas sont beaucoup moins bien tolérés que ceux « reconstruits » après ablation pour cancer. Ils n'ont pas de représentation cérébrale et les patientes passent la porte de consultation du plasticien souvent sous la pression de l'entourage, du partenaire, du mari. Ce n'est pas leur vérité intérieure qui est en jeu, c'est celle des autres. Le chirurgien ne va pas leur combler un manque mais leur coller un supplément. J'ai enlevé plusieurs fois des prothèses à des femmes qui ne les supportaient pas alors que le résultat esthétique était bon. J'ai pu observer le mal qu'ont eu les autres à s'accepter avec leur nouveau corps.

L'amputation obéit à des principes radicalement différents. Bien que l'aspect visuel soit proche, les problèmes posés n'ont rien à voir. Un monde sépare ce qui n'a jamais existé de ce que l'on a retranché.

Un peu de corps en moins. L'atteinte de l'intégrité corporelle touche à des équilibres subtils et encore mystérieux, psychologiques mais aussi physiques, qui entraînent des réactions parfois inattendues chez le sujet atteint. Plus que de l'absence, c'est donc du manque dont nous allons parler. Couper ne met pas en jeu que la perte de la fonction de l'organe comme certains voudraient trop le laisser croire, mais la perte de l'organe lui-même. Son existence, qui n'est plus dans le réel, persiste, virtuelle, dans notre schéma corporel.

L'accident de moto a été très grave. Le pied et la jambe ont été complètement broyés, le genou et la cuisse sont en très mauvais état. Une intervention de douze heures, tentée dans l'hôpital situé près du circuit, n'a pas marché. En désespoir de cause, les médecins ont décidé de transférer le pilote pour tenter une technique microchirurgicale. À l'arrivée dans le service, le pied n'est pas vascularisé, la menace d'amputation plane. Nous allons le réopérer, tenter l'impossible. De toute façon on ne peut le laisser ainsi. Même si mon discours est pessimiste vis-à-vis de la famille et de l'accidenté, en réalité, j'y crois dur comme fer, j'ai tellement envie d'y arriver. À l'ouverture du pansement, les dégâts sont plus importants que ceux que j'avais estimés. Les os sont broyés, les muscles écrasés, tous les vaisseaux thrombosés. Nous enlevons les tissus morts pour éviter l'infection. Je trouve une petite artère qui semble en meilleur état que le reste. Une micro-anastomose est tentée, le sang circule de nouveau. Tout ça est bien fragile, les chances de succès sont infimes.

Le lendemain, en réanimation, le malade est encore intubé. La moitié supérieure de la jambe bien rose pourra être sauvée, la partie inférieure et le pied, d'un bleu de mauvais augure, sont perdus. Le genou a pu être récupéré, c'est fondamental pour l'avenir. Les prothèses de jambe sont beaucoup mieux tolérées que celles de cuisse.

L'amputation est décidée, mais la ligne de démarcation sur la jambe n'est pas encore nette entre le mort et le vif. J'en discute avec les anesthésistes. Il n'est pas fébrile et on peut se permettre d'attendre encore une journée. Le patient ne sera pas réveillé. Le lendemain, la délimitation n'est pas très définie, pourtant il ne serait pas raisonnable de temporiser plus, l'infection pourrait gâcher le résultat du genou.

Au bloc, l'ambiance est mitigée, si nous sommes contents d'avoir sauvé le genou nous sommes tout de même en train de couper une jambe. Le bistouri tranche sur le mollet, la peau ne saigne pas. C'est trop bas, il faut aller un peu plus haut. Une nouvelle section circulaire quelques centimètres au-dessus, un léger suintement, nous nous en contenterons. Les nerfs sont coupés, les vaisseaux ligaturés. Le tibia est en petits morceaux si bien que la scie n'est pas nécessaire à sa section. Je l'utilise pour le péroné non fracturé. Trois allers-retours suffisent, l'os cède avec une petite esquille et la jambe détachée reste dans ma main.

Le matin suivant, le patient réveillé ouvre les yeux :

— Docteur, c'est vous ?

— Oui.

— Mon pied, c'est foutu ?

— Oui, mais je pense qu'on gardera ton genou. Tu pourras marcher.

— Docteur, je pourrai toujours jouer au macho ? je pourrai draguer ?

Sa femme et ses amis, tous les jours à son chevet, me demandent de ses nouvelles. Blouson de cuir, casque sous le coude, gants, seule dans ce groupe sa compagne ne correspond pas à l'image du motard. Elle n'en a ni l'uniforme ni l'esprit. Différente, elle est acceptée comme la femme du chef. Mais le chef est malade et sa bande est déstabilisée. En m'informant auprès d'eux, j'apprends que c'est un grand champion à l'avenir très prometteur. « S'il ne remonte pas sur une moto, ça va être très dur », me dit l'un d'eux.

Le moignon cicatrise doucement. Le blessé fait des projets comme s'il avait encore sa jambe. Il compte recommencer dans un mois. Il n'a vraiment pas eu de chance. Son accident ne s'est même pas produit en course. On lui est rentré dedans à l'arrêt pour une panne d'essence pendant l'entraînement.

— Et dire, pense-t-il, que je risque de perdre une saison à cause de ce tocard.

« Toutes les saisons », pensé-je sans lui dire. Trois semaines plus tard, je me décide à aborder le problème et ne lui cache pas mon pessimisme. Sur le coup, je crois qu'il encaisse bien la nouvelle mais les jours suivants, c'est la catastrophe. Prostré sur son lit, il tente une nuit de s'ouvrir les veines. Agité, plus personne ne peut le tenir, il arrache ses perfusions, insulte les soignants, les infirmières et les médecins perdent un peu patience. Ses amis et sa femme essaient de lui faire entendre raison sans résultat. Les classiques algies de membre fantôme viennent s'ajouter au tableau et ne facilitent pas les choses. Un membre coupé garde sa projection dans le cerveau. Certains influx apaisants partant de la peau qui le recouvre ne peuvent plus lui parvenir du fait de la section des nerfs. Leur absence déclenche alors de terribles douleurs qui surviennent sur un membre pourtant inexistant. Redoutables, la souffrance psychique de l'absence et l'absence de la disparition de la souffrance physique qui ramène constamment à l'esprit cette perte. C'en est trop pour lui, avoir mal à un pied qui n'existe plus le fait rentrer dans un engrenage infernal. Avec les réanimateurs, les psychologues et les psychiatres, dans cette phase aiguë, nous prescrivons des antalgiques très puissants ainsi que des calmants. Cependant, il n'en fait qu'à sa tête et en veut de plus en plus. Sa femme me fait savoir que ses copains lui fournissent certains médicaments qu'ils se procurent je ne sais comment et qui le font complètement délirer. L'équipe médicale se réunit à son sujet et nous décidons que le mieux serait qu'il change d'horizon. Peut-être que le centre de rééducation lui permettra un peu d'assumer. Il n'y tient que deux jours, et les médecins nous le réadressent en urgence car il y a mis tout sens dessus dessous. Il est au bord du désespoir. Il est hors norme et je crains d'entendre bientôt des paroles telles que : « Il a déjà eu de la chance de s'en tirer », ou « Sa moto, on s'en fout. » La situation est délicate car il risque de ne plus être accepté dans aucun établissement et, à tout moment, il peut faire une nouvelle tentative de suicide.

Un soir, j'essaie, en discutant avec lui, de trouver une solution.

— Écoute, toi et moi on va passer un contrat. Tu vas arrêter de prendre tous ces médicaments, ils te font plus de mal que de bien. Ils changent ton caractère et tu ne peux plus te battre. Moi, je te promets que j'essaie de te faire remonter sur une moto.

Il me sourit, mais je sens que ce n'est pas suffisant.

— Et de faire de la compétition, rajouté-je.

Il me semble apaisé. Pour lui, tout discours qui exclut la moto équivaut à la mort. La seule manière de lui faire accepter de continuer à vivre est de la faire rentrer de nouveau dans son existence. Un nouveau but, un nouveau défi est lancé. Effectivement, son attitude change dès le lendemain. Il devient très discipliné, agréable, il entretient son capital musculaire, maigrit. Plus un seul cachet ne lui est nécessaire, il ne me parle plus des douleurs de membre fantôme, je me garde bien de les lui rappeler. À vrai dire, je ne sais pas, même si j'ai promis de tenter de le faire recourir, comment je vais y parvenir, mais il n'y a pas d'autre issue et je compte y arriver. Ce ne sera sûrement pas chose facile avec une jambe en moins. Je n'ai jamais fait de moto et il doit m'expliquer comment on en pratique la conduite. Je me mets à observer à la télévision les pilotes et leur manière de se déhancher, de prendre appui sur le genou dans les tournants. Décidément, ça ne sera pas facile. J'imagine cependant un plan. Remonter sur une moto est une ambition raisonnable, refaire de la compétition est une autre histoire. Je suis très clair dès le départ, l'objectif peut ne pas être atteint. Trois choses sont obligatoires, pour le reste, on affinera ensuite. La première est de changer la pédale d'embrayage ou du frein de la moto pour la mettre à la main, c'est ce qui est le plus facile à réaliser. Un mois plus tard, la moto est modifiée. La deuxième est d'obtenir une meilleure mobilité de genou. La troisième est de dessiner une prothèse spéciale, dont le genou resterait très plié, qu'il mettrait uniquement sur sa moto avant la course — puisqu'elle serait parfaitement inadaptée à la marche.

J'ai du mal à lui faire comprendre que deux mois sont insuffisants pour parvenir à nos fins. Il est encore sur l'élan de sa vie passée en moto, emportée par le mouvement d'essayer d'être champion. S'il n'en a plus les moyens physiques pour l'instant, son esprit fonce toujours vers ce but. C'est ce freinage de l'esprit, qui doit rattraper le corps, qui est difficile à négocier.

Pendant ces préparatifs, les choses vont bien. Lors d'un des soins de pansement, il me dit de son moignon : « Vous avez vu ? Il est superbe. » Sa petite fille de quatre ans a depuis longtemps admis la chose. Souvent couchée avec lui sur son lit, elle enserre dans ses mains la jambe malade qu'elle semble aimer plus que tout.

Nous reparlons de l'accident car j'ai besoin de plus de précisions sur son mécanisme.

— Alors, tu étais à l'arrêt quand il t'est rentré dedans ?

— Oui, j'étais à peine à cent vingt, me répond-il.

— Je croyais que tu étais à trente, réplique sa femme.

Il m'avait dit qu'il était arrêté et, dans son esprit, ce n'était pas mentir. Pour lui, être arrêté, c'est être à cent vingt et pour sa femme, plus motard que je le pensais, c'est aller à trente.

Mais est-il raisonnable de gagner ce défi ? La possibilité qu'il se tue en compétition ou qu'il soit encore plus estropié me hante.

— Tu sais, si on y arrive tu seras plus instable qu'avant et les risques de chute seront plus importants.

Nous conversons longtemps. Je pèse avec lui le pour et le contre. Il ne me donne pas le choix.

— Mon père est palestinien, j'ai vécu à Djibouti, j'ai été élevé par des curés parce que mon père n'avait pas d'argent, me dit-il.

— Et ta mère ?

— Ma mère était colombienne, elle est morte à ma naissance. J'étais déjà mal barré, dès qu'elle m'a vu, elle s'est tirée.

La moto, c'est son destin. Sa femme le sait.

— S'il ne remonte pas sur une moto, il en mourra, m'a-t-elle dit.

Elle en accepte le risque. C'est sa décision, pas la nôtre, et, pour l'instant, ça l'aide à vivre. Les résistances médicales sont les plus fortes à notre projet. Je ne m'attends pas à autant de frein dans l'accomplissement de notre ambition. Comme d'habitude en médecine, on aime bien traiter les gens raisonnables et les pathologies bien définies, bref tout ce qui est susceptible de rentrer dans une case. Tout se passe comme si le reste n'existait pas, puisque incompris. C'est une attitude qui rassure et qui protège, nier l'existence du problème est plus facile à supporter que d'avouer son incapacité à le résoudre ou de s'engager. « Il faut lui faire de la morale, il va se tuer en moto si tu l'aides à remonter dessus », m'avertissait-on.

Mais je l'ai vu vouloir mourir de ne plus pouvoir pratiquer son sport. Que vaut-il mieux ? Qu'il prenne ce risque sur une moto en accomplissant ce qui est le sens de sa vie ou se balancer par une fenêtre de désespoir ? Seuls sa femme, quelques-uns de ses copains, lui et moi pouvons être dans l'intimité de cette décision. Ce sont des moments difficiles mais merveilleux de complicité. Et puis, il sera peut-être champion.

Nous travaillons dur. L'état de la peau de son moignon n'est pas bon. La peau greffée fragile s'ulcère au contact de la prothèse et j'utilise la technique de l'expansion cutanée pour la remplacer. Par ailleurs, la bataille pour son genou est intense. L'accident l'a endommagé et il ne peut plus l'étendre complètement. Or, sa mobilité est capitale pour la marche et encore plus pour la conduite. La rééducation est dure mais nous progressons. Une prothèse est construite. Elle lui permet de marcher sans canne, d'être autonome. En survêtement, personne ne remarque rien, mais pour la moto c'est trop tôt. Il a enfin compris qu'il doit sacrifier cette saison. Il a prévenu ses sponsors qui semblent l'avoir rassuré, ce d'autant qu'un jour il vient me voir dans mon bureau et me dit :

— Docteur, j'ai une surprise à vous faire. Suivez-moi.

Nous allons dans la cour où je découvre une magnifique moto rouge. Je n'en connais pas la cylindrée mais elle est très grosse.

— C'est la moto transformée pour ma conduite, me dit-il.

Ses copains et sa femme entourent l'engin dans la cour. Il monte dessus, la fait démarrer, on ne peut deviner l'existence de sa prothèse.

— Allons, docteur ! me dit-il avec un petit sourire narquois.

Je comprends qu'il faut que je monte derrière lui. Ce serait un affront de refuser. Il part aussitôt, dans une accélération terrible, et nous faisons le tour de l'hôpital. En blouse blanche, sans casque, j'ai sans doute l'air un peu ridicule. Je ne lui ai pas encore donné l'autorisation de rouler, pourtant, je ne peux lui en vouloir, sans sa moto, il perd son identité.

Le traitement dure un an et consiste essentiellement en de la rééducation. Aujourd'hui, il marche parfaitement sans béquilles.

La compétition, il n'en a pas refait, l'état de son moignon ne l'a jamais permis. Je ne sais pas s'il en refera un jour. Je le vois moins souvent mais nous avons toujours très grand plaisir à nous rencontrer. Il va mieux. Il ne me parle plus de course depuis un certain temps, je n'ose pas lui en parler non plus. Peut-être en a-t-il moins envie, peut-être ai-je moins la volonté de le faire parvenir à son but (le deuil peut se faire des deux côtés). Peut-être que cela reste dans un coin de sa tête, comme cela reste, sans doute, dans un coin de la mienne. Nous n'avons jamais tout à fait abandonné.

Je t'avais vu vouloir mourir en te jetant par la fenêtre et je savais que tu pouvais mourir en compétition. Quand je vois ta fille s'amuser avec ta prothèse, je crois que c'est peut-être mieux ainsi. À la dernière consultation, tu me l'as d'ailleurs un peu fait comprendre.

Rêves impossibles, espoirs perdus, retrouvés, limites extrêmes, vitesse, moignon à reconstruire. S'en nourrir aide à vivre. Nous dépasserons parfois nos objectifs, en toucherons ou en frôlerons certains, en manquerons d'autres. Certains échecs n'en seront pas vraiment, peu importe du moment que le défi donne un sens.

Coup de fil chez moi. Mon interne m'avertit qu'à Sens, un homme qui s'est coupé la jambe a été transporté dans notre hôpital.

Le patient est dans la dernière salle des urgences, celle des malades graves. C'est un homme noir d'une trentaine d'années qui est conscient. L'interne est déjà à son chevet, l'anesthésiste et le réanimateur aussi. Le médecin du SAMU m'explique qu'il s'agit d'un accident de voiture et il me renseigne sur la thérapeutique qu'il a engagée. Dans une grande glacière, la jambe et le pied sont conservés. Je mets des gants, je déroule le drap qui entoure le moignon. Les dégâts sont importants. L'articulation du genou est ouverte. Je m'aperçois que, dans l'action, ni moi ni personne n'avons dit un mot au patient. Tout le monde a fait son travail très consciencieusement sans s'occuper de lui. Le médecin du SAMU s'en va, le blessé le remercie.

Tout bêtement, je dis :

— Bonjour.

Il répond :

— Bonjour, monsieur, et cela semble le soulager.

S'il est impossible de lui faire décider vraiment des différentes options thérapeutiques, je veux absolument lui faire comprendre que nous allons tout tenter, c'est ça l'important sur le moment. Il ne faut pas qu'il ait le moindre doute sur notre compétence. De cette confiance dépend, en cas d'échec, sa possibilité à surmonter le manque. Quand j'ai fini de lui parler, le brancardier vient le chercher.

Après onze heures d'intervention, la jambe de l'homme noir sera sauvée, mais raccourcie de six centimètres.

Le corps soustrait. Nous devons admettre l'insuffisance de notre connaissance sur ce sujet et rester humble. Cette constatation me suffit à justifier, dans tous les cas où il ne s'agit pas de cancer, la nécessité, du moins au début, d'être le plus conservateur possible, c'est-à-dire de tenter d'éviter d'amputer, même les membres très atteints, et de réimplanter à chaque fois que c'est possible. Ma raison qui n'a pas de prétexte fonctionnel se fonde sur cette ignorance des mécanismes régissant les réactions physiques et psychologiques à cette soustraction. Cette attitude m'a donné l'image d'un « jusqu'au-boutiste » dans ce domaine. Je la revendique dans les situations d'urgence, si la vie de la personne n'est pas mise en jeu. Dans les cas secondaires, ceux où il faut mettre en balance un membre gênant et l'amputation, il faut nuancer. Tout peut se discuter et, parfois, la solution radicale est la meilleure solution. Quand ce choix est possible, la décision est difficile car irrévocable pour un patient qui lui-même ne sait pas.

La grande roue tourne autour de son essieu, cinq tours dans un sens, cinq tours dans l'autre. Cinq tours de sparadrap autour de son index droit, un homme d'environ vingt-cinq ans, blouson en cuir, chemise ouverte et pantalon en jean orchestre le mouvement.

Loin des lumières de la fête, le doigt reste bandé avec application.

— Pourquoi venez-vous ?

— Il y a un an et demi, je me suis coupé le doigt en réparant ma machine.

— Qu'est-ce que vous faites ?

— Je suis forain, j'ai une grande roue. Elle s'est enrayée, je l'ai réparée comme d'habitude mais je me suis pris le deuxième doigt dans une poulie. Un petit bout de doigt est parti, que j'ai récupéré. J'étais à Pierçon et je suis allé avec directement à l'hôpital le plus proche.

Il appuie sur le mot « avec » afin de souligner l'importance à ses yeux de cette récupération.

— Il était gros ? demandé-je.

— Non, moins d'un demi-centimètre de longueur et bien écrasé. Dès que je suis arrivé, ils m'ont dit que ce n'était pas possible et ils l'ont jeté. Je suis sûr qu'ils ne savaient pas faire les réimplantations. Si ç'avait été bien fait au départ, je ne serais pas dans cette galère, me dit-il.

— Voulez-vous me montrer votre doigt ?

Il déroule les cinq tours du ruban adhésif, non sans peine.

L'index, comparé à l'autre côté, est étroit, plus court d'un demi-centimètre avec un ongle dont la courbure est accentuée.

— Vous voyez ça ? me dit-il en me montrant une première cicatrice tout le long de son doigt malade et une autre brunâtre dans la paume. C'est un autre chirurgien, il y a trois mois, qui m'a pris de la peau pour la mettre sur la pulpe. Il était bien. Il connaissait bien son boulot.

Le doigt est certes un peu abîmé mais les défauts sont loin d'être majeurs. S'il ne me les avait pas fait remarquer, je ne les aurais sans doute pas vus.

— Pourquoi êtes-vous là aujourd'hui ?

— Oh ! parce que ça n'a rien donné. Si le premier docteur avait réimplanté mon bout de doigt, je ne serais pas dans cette galère, me répète-t-il. L'autre a fait ce qu'il a pu mais, regardez, ça m'a donné des cicatrices en plus.

Le forain se plaint aussi des marques du deuxième chirurgien, l'idée de reconstruire sans détruire s'exprime pour les mains comme pour le reste du corps.

Tout en examinant sa main, je lui pose des questions.

— Est-ce que ça vous fait mal ?

— Non.

— Même quand je frappe dessus ?

— Oui.

— Est-ce que ça vous gêne dans votre travail ?

— Non.

— Est-ce qu'il y a des choses que vous ne pouvez plus faire ?

— Non.

— Est-il un petit peu moins mobile que l'autre doigt ?

— Non, non, il bouge bien.

— Pouvez-vous serrer fort ? Allez-y, serrez.

Je lui tends mon poing qu'il comprime dans ses doigts à me faire mal.

— Il aurait pu m'envoyer ailleurs s'il ne savait pas le faire ! Je ne serais pas dans cette galère, répète-t-il sans cesse.

— Mais qu'est-ce qui ne va pas ? finis-je par lui demander.

— Il m'a raté, répond-il. Ça a foiré.

Pourtant, son doigt fonctionne parfaitement bien. À la seconde où je lui lâche la main, l'homme sort de sa poche un rouleau de sparadrap et effectue, méticuleux, les cinq tours autour de son doigt. J'essaye de comprendre. Il semble malheureux, sa vie s'est transformée depuis cet accident. Je lui pose des questions plus générales.

— Alors, vous allez de ville en ville ?

— Oui, avec mon manège.

— Ça marche ?

— Oui, ça marche bien.

— Quelles sont vos occupations à part ça ?

— Oh, rien de spécial !

— Vous êtes marié ?

— Non.

— Vous avez des passe-temps ?

— Je vais souvent en boîte le soir.

— Vous enlevez votre pansement ?

— Ah, non ! Non, je le garde, me répond-il.

— Pourquoi ne l'enlevez-vous pas ?

— Non, mais vous avez vu ça ? Je ne peux pas !

Justement, je ne vois pas grand-chose, toutefois je ne lui en fais pas la remarque.

— Ça vous gêne avec les filles ? lui demandé-je.

Son visage, plutôt crispé jusque-là, s'éclaire aussitôt.

— Oui, ça me gêne.

Je le sens soulagé. Je crois être tombé juste et je commence à comprendrc les raisons du sparadrap. Je continue la discussion et j'apprends que même nu avec une partenaire, il le garde. La nudité de son doigt est impossible à démasquer. Après tout, c'est la main qui touche, la main qui caresse. Où est la fonction dans tout ça ? Bien difficile à définir.

Le désarroi du forain est accentué par son terrible doute envers son premier chirurgien qui, malgré tout, avait eu le bon jugement car il était certainement impossible de réimplanter un si petit bout de doigt. Il ne le lui avait sans doute pas assez dit. Le deuxième chirurgien avait fait un non-sens en augmentant les cicatrices. Les choses auraient sans doute été différentes s'il avait dit d'emblée : « Mon doigt me gêne avec les filles, qu'est-ce que vous pouvez faire ? »

J'ai envie de lui arracher son sparadrap, de l'engueuler et de lui dire que ça n'a aucune espèce d'importance. Mais l'éclat de la porte à la poignée dorée de mon adolescence revient à mon esprit. Avais-je pris l'habitude ? Peut-être que ce doigt un peu raccourci pouvait couper tout le plaisir d'une relation intime. Peut-être une dame amoureuse était-elle partie en voyant son index amputé comme je l'avais fait moi-même avec la jeune fille de la rue du Rocher ?

Ce souvenir me rend indulgent. Je me contente de lui proposer d'améliorer les cicatrices sans me lancer dans des interventions plus complexes. Dans les suites opératoires, je le revois quelque temps. Les cicatrices sont un peu moins visibles et le doigt reste plus court, pas de grande différence, en réalité. Le sparadrap est toujours là. Mon premier réflexe quand je le vois est de jeter un coup d'œil sur le pansement. Mon seul but est qu'il l'ôte. Un jour enfin, il entre le doigt nu. Sa pudeur l'empêche de me le faire remarquer.

— Docteur, on a pris date pour une nouvelle intervention dans trois mois, je voudrais la décommander. Je pars faire une foire en Allemagne et je reviendrai l'année prochaine. Je reprendrai rendez-vous à ce moment-là, me dit-il en me tendant sa main pour me la montrer.

Je sais que c'est sa manière de me dire merci. Il part. Dans la salle d'attente, une grande femme brune, les cheveux longs, un peu provocante, pantalon et corsage en cuir, l'attend. Quand elle le voit, elle se lève, l'embrasse dans le cou, lui prend la main et croise son index avec le sien. Elle l'avait sans doute guéri.

Ce « syndrome du pansement » est relativement fréquent. On peut le voir pour des zones amputées ou des cicatrices. Les gens portent un pansement et n'arrivent plus à s'en débarrasser. On pourrait comparer cette pratique à une autre, bien connue, le syndrome de la minerve. Après un traumatisme du cou nécessitant une immobilisation par cet appareil, quand vient le moment de la libération, le blessé a une sorte d'angoisse qui peut l'amener à continuer son port alors qu'elle n'est plus nécessaire. Parfois, il faut bien du temps pour arriver à convaincre la personne car elle a une angoisse d'instabilité. La signification du pansement chronique sur les cicatrices et les zones amputées a une signification plus complexe. Est-ce que ces quelques compresses servent à cacher l'endroit meurtri aux yeux des autres ou à soi-même ? Est-ce que le pansement ne joue pas le rôle d'une seconde peau ? Ne redonne-t-il pas de la matière là où il y a perte ? C'est le même phénomène qu'on rencontre chez les brûlés qui refusent d'arrêter de porter leur masque de compression.

Nul ne peut savoir à l'avance comment il réagirait. On peut rire du forain qui s'angoisse pour un minuscule bout de doigt en moins, c'est un exemple extrême. Il n'est ni fou ni fragile. Il n'y a pas de règle et nous ne pouvons pas savoir comment nous nous comporterions si on portait atteinte à notre intégrité corporelle. Nous pourrions reprendre la vie active juste après le temps de la cicatrisation mais aussi, ne jamais nous en sortir. Même très solides, nous pouvons complètement craquer pour un petit bout de nous en moins. Les exemples de personnes dont la vie a basculé pour un peu de corps manquant ne sont pas rares. J'en ai observé beaucoup, femmes ou hommes, des médecins, des profs, des sportifs, des intellectuels, des artisans, des cultivateurs... Voici un exemple que l'on entend souvent dans les congrès qui semble ne choquer personne.

Un index coupé quand il est le seul doigt atteint ne mérite pas d'être réimplanté. En effet, du fait de l'accident, il risque d'être plus raide que les autres et donc gênant. Les orateurs trouvent utile d'ajouter que cette attitude est valable surtout chez le travailleur manuel mais que l'on peut faire des exceptions chez la femme jeune, sous-entendu : si elle est belle — comme si le travailleur manuel n'avait pas d'âme et que la femme n'était faite que pour plaire. Le plus souvent, les mains estropiées peuvent faire presque tous les gestes de la vie sans qu'on ait à les améliorer. La plupart gardent des mouvements suffisants et elles ont une grande faculté d'adaptation. Les chirurgiens de la main se donnent bonne conscience en disant qu'ils récupèrent leurs fonctions mais elles se débrouillent la plupart du temps très bien sans notre aide. Il suffit de les examiner de manière objective. Ces opérateurs ont des difficultés à admettre que l'acte qu'ils vont pratiquer a un but esthétique, ce qui pourtant n'enlève rien à son intérêt. Il est plus facile de s'en tenir à des raisons visibles que sont marcher, boire, serrer. C'est de cette manière que l'on arrive à des quiproquos de malades opérés à côté de leur désir à cause d'une mauvaise compréhension de la demande, comme chez le forain et le deuxième chirurgien.

Tout tenter pour réimplanter en urgence place le patient dans une plus grande sérénité pour la suite de son traitement, même quand c'est un échec. La rancœur ne court-circuite plus son analyse qui devient souvent plus facile.

Il y a trois mois, en Auvergne, cet Allemand s'est sectionné des doigts de la main droite dans le moteur d'un tracteur.

Il arrive accompagné d'une femme qui pourrait être sa mère et qui se présente comme la mère de son amie. Elle est un peu grosse, il est un peu maigre, ils sont grands tous les deux. Elle le trouve formidable, il est ébéniste.

Le pouce et l'auriculaire sont coupés au niveau de la première phalange dont il reste deux moignons. Il veut savoir s'il y a quelque chose à faire. J'ai déjà observé sa main sans le lui dire. Ce discret examen est fondamental. Il permet d'avoir de bons repères. L'attitude est très naturelle, les mouvements harmonieux. Il m'a serré la main au début de l'entretien sans gêne. Il tient un trousseau de clefs entre l'index et le majeur. Il n'a pas de gêne esthétique, il ne cache pas sa main. Je l'examine ensuite de plus près, mais ce sont ces premières données qui me renseigneront le plus.

Un chirurgien, en Bretagne, lui a proposé de transloquer le moignon de son cinquième doigt sur le pouce. C'est une méthode classique qui me semble, dans son cas, être une mauvaise idée. Elle consiste à utiliser le moignon du cinquième doigt, soi-disant inutile, et à l'empiler sur le moignon du pouce. Ainsi on a une main à quatre doigts, avec un pouce plus long et une pince dont l'index permet de mieux saisir.

— Dans votre travail, vous êtes très gêné ? lui demandé-je bien que je sois certain que non.

— J'ai été étonné, je peux pratiquement tout faire, sauf certains travaux délicats, et puis ça m'énerve pour boutonner les boutons de manche de chemise.

— Ça ne fait que trois mois, lui dis-je. Je suis contre la méthode que vous a proposée ce chirurgien. Vous allez avoir une cicatrice dans la paume qui risque d'être gênante, la sensibilité de votre nouveau pouce va être moins bonne voire douloureuse. À mon avis, il ne faut pas vous faire opérer car vous faites à peu près tout avec votre main. Par contre, un peu de rééducation ne vous fera pas de mal pour assouplir encore vos articulations.

— Ma femme est kiné, me dit-il.

— Très bien, elle va donc bien s'occuper de vous.

— Oui, oui, nous avons bien commencé.

— Je vous propose de vous revoir dans un an. S'il y a spécifiquement dans votre travail un ou deux gestes que vous ne pouvez pas faire, nous verrons alors comment les améliorer, sinon nous allons faire n'importe quoi. Comment étaient vos bouts de doigts lors de l'accident ?

— Ils étaient hachés, cependant le chirurgien a tout de même essayé de me les réimplanter, ça n'a pas marché.

C'est vrai, avec une prothèse, le plus souvent on marche bien, parfois mieux qu'avec un pied réparé souvent estropié. Mais comment peut-on penser qu'un pied ne sert qu'à marcher et un doigt qu'à écrire ? Sans pouce, on peut écrire en plaçant son stylo calé entre l'index et le majeur, il n'y a même pas besoin d'entraînement, une heure peut-être. Sans jambe, avec une prothèse, on peut déambuler dans la rue sans que personne ne le remarque. Alors, au nom de la fonction, coupons, coupons, cela coûtera moins cher, comme disent certains avec cynisme.

On m'appelle un jour aux urgences pour un malade diabétique avec une escarre au talon. L'interne me dit : « Il n'y a que l'amputation de cuisse sinon ça va coûter cher. » Si on suit ce chemin, un bon nombre d'organes qui ne servent à rien pourraient y passer. Sauf métier particulier, on supprimerait trois doigts à chaque main, le pavillon des oreilles, le bout du nez, les seins, etc. Ce jeune praticien n'a déjà plus la foi ni la rage de se battre, il a bien appris sa leçon mais il l'a mal digérée. Le pire, c'est qu'il pense avoir vingt sur vingt par cette réflexion qu'il a faite sans honte. Il pense que réfléchir en financier est plus valorisant qu'en médecin, c'est l'ambiance du temps — et on nous parle d'éthique (ce sont souvent les mêmes). Nos patients ne nous ferons bientôt plus confiance, nous serons suspects. Le plus ridicule est qu'il n'a même pas raison car la prise en charge de la prothèse et les soins qui en découlent coûteraient beaucoup d'argent. Je fais mine d'être d'accord avec lui. « OK, tu expliques ta solution au patient, en lui disant la vérité, c'est la moindre des choses. On coupe parce que ça coûte trop cher. » Bien sûr, il ne le fait pas.

« Un pied ça sert à marcher, avec une bonne prothèse maintenant, on arrive même à faire du ski. À quoi cela sert-il de se battre pour un bout de membre » ? Allons-y coupons ! C'est malheureusement le raisonnement de beaucoup de médecins et de chirurgiens. Tout un tas de maximes ont ensuite été inventées pour conforter cette idée. « Mieux vaut un bon moignon et une bonne prothèse qu'un mauvais pied. » Allons-y coupons ! « Un pied insensible est un pied inutilisable. » Coupons encore ! « Des maux perforants inguérissables. » Coupons, coupons ! Au bout du compte, un pied c'est con, allons-y coupons !

Je me méfie des formules. Je suis certain qu'elles font, à tort et souvent sans le vouloir, dans l'inconscient du médecin, office de vérités scientifiques. Il est plus facile de trouver une bonne phrase que de faire une longue étude qui risque, en plus, de déboucher sur une non-réponse ou une incertitude. Ces idées reçues sont bien sûr très dangereuses quand il s'agit de couper un pied et beaucoup, à cause d'elles, ont sans doute été sacrifiés pour rien. Voilà celle que je proposerais et qui mettrait sans doute tout le monde d'accord. « Mieux vaut un mauvais pied qu'un mauvais moignon. » Le problème est que je n'ai pas vu beaucoup de moignons satisfaisants ou, en tout cas, qui le restaient avec le temps, même quand des mains expertes avaient pratiqué l'intervention. Le résultat de cette réflexion est qu'il faut amputer le moins possible. Il ne faut pas être devin pour s'apercevoir que les idées classiques ne correspondent pas à la réalité, mais il suffit d'observer. Combien de personnes ont été amputées pour rien ?

La difficulté est qu'en règle générale, la vision globale du patient n'est pas possible, du fait de nos structures. Les chirurgiens voient leur malade au moment du problème aigu et l'amputation va sembler régler le problème puisque le patient va pouvoir sortir rapidement. Elle est néanmoins ressentie comme un échec pour les chirurgiens qui, dans leur plus grand nombre, ne s'y intéressent pas vraiment. Ils délèguent leurs responsabilités aux médecins rééducateurs dont le métier est d'appareiller. C'est par eux que les informations retourneront aux chirurgiens. Leur but est de faire remarcher l'infirme, ce à quoi ils parviennent le plus souvent. Le seul résultat réellement mesurable est le seul pris en compte, et les bilans sont donc bons ou très bons. On ne sait pas quantifier le reste, par conséquent on ne s'en occupe pas. C'est une habitude classique en médecine. Les grands sportifs handicapés existent, ils sont rares et l'image rassure les bien-portants. Rien ne prouve qu'ils soient heureux pour autant. Par contre, ce cliché culpabilise les infirmes qui n'ont pas la faculté d'atteindre ces objectifs. Quand les amputés ont mal, on s'en débarrasse dans des centres anti-douleur qui font ce qu'ils peuvent. Mais la prise en charge globale du patient n'est jamais faite.

Les problèmes sont pourtant nombreux et peuvent survenir avec retard. Si nous sommes le plus souvent efficaces sur la fonction perdue, l'inconnue du temps qui passe demeure. Un jeune homme avec une prothèse de cuisse peut avoir une marche correcte. En vieillissant ses muscles ou son cœur ne lui en donneront plus la force suffisante et il sera confiné à la chaise roulante. De plus, dans la rue, s'il est bousculé et tombe, il ne peut se relever tout seul et cette crainte le hante. L'amputé a mal et ne le dit pas. C'est un élément essentiel dont on parle peu. Les douleurs sont dues à la cicatrice du moignon mais surtout au membre fantôme. Elles peuvent être catastrophiques, empêchant toute vie relationnelle. Leur traitement est incertain et peu efficace. Les moignons des membres inférieurs cicatrisent mal et le conflit entre l'emboîture de la prothèse et la peau entraîne souvent des inflammations, on doit réadapter l'appareillage sous peine d'ulcération douloureuse, voire d'abcès.

Quelles que soient ces difficultés, dans tous les cas, le blessé doit faire le deuil de cette perte à la fois dans sa vie sociale et intime. Cela peut tarder et même ne jamais arriver. La nuit, il rêve souvent du membre manquant, il peut être réveillé par la douleur réelle du membre virtuel. Ne faire d'un pied qu'un instrument de marche, c'est bien triste. Il se chatouille, se caresse. La prothèse ne sent pas, c'est là son plus gros défaut. Même si vous marchez avec une prothèse dans la rue sans que personne ne le détecte, le soir avant de vous coucher, vous la déposerez à côté de votre lit près de votre conjoint et de vos enfants et, si vous avez envie d'aller aux toilettes au milieu de la nuit, ce sera à cloche-pied. Bien sûr, cela ne devrait pas gêner votre entourage mais on sait qu'il est souvent mal préparé et le chemin est encore long avant que l'on puisse voir sans remarquer.

La perte d'intégrité corporelle entraîne aussi la mise en jeu de mécanismes encore inexpliqués, responsables de réactions psychologiques ou physiques parfois étonnantes parce que paraissant démesurées.

Ainsi, l'amputation est loin de régler les problèmes des membres défectueux, elle en crée au contraire d'autres.

Une petite pastille de corps en moins et nous ne pourrons peut-être plus vivre. Intellectuel, président de la République, curé, rabbin ou repris de justice, cela peut nous tomber dessus et nous ne pouvons pas le prévoir.

Il n'y a pas de règle et, dans cette forêt inextricable de

situations complexes dont aucune ne ressemble à aucune autre, il faut se débrouiller comme on peut. Pour le chirurgien, c'est souvent un défi.

Prudence, ne coupons pas.

Le sein se développe dans l'embryon à partir d'une glande cutanée qui va s'hypertrophier. À mi-chemin entre organe et enveloppe, les problèmes de son amputation n'en sont que plus complexes, apparence transformée, prothèse externe dans le soutien-gorge mal supportée, difficultés de cicatrisation, surtout en cas de radiothérapie associée, symptômes dus à la perte de l'intégrité corporelle, mais le sein-fantôme et ses douleurs n'existent pas ou sous une forme larvée (comme il n'existe pas pour la peau). À ces difficultés, se surajoutent les particularités propres au sein, féminité, sexualité, et surtout ceux du cancer et de son épée de Damoclès, la mort.

Le contexte n'est donc pas le même puisqu'il n'est pas question de contester la nécessité d'une amputation décidée pour cancer. Nous devrons aider la femme à en accepter l'augure, à faire le deuil et à retrouver son équilibre dans tous les domaines. La reconstruction mammaire sera bien sûr un moyen efficace, mais à la condition qu'elle soit utilisée avec discernement, au bon moment, et sans entretenir l'idée d'un objectif utopique. Croire que la reconstruction va permettre à la femme de se récupérer rapidement est une fausse idée.

La reconstruction du sein cumule tous les problèmes techniques et surtout psychologiques. Une foule de situations différentes en découlent. La simplification manifeste des connaissances du public sur ce sujet ne dépeint plus la vérité. Le schéma se réduirait aux éléments suivants : si une femme a un cancer du sein, le spécialiste fait tout pour lui éviter l'amputation. Si ce n'est pas possible, puisque la perte de son sein la rend malheureuse, il l'envoie chez le plasticien qui lui en reconstruit un autre et apaise son angoisse. En réalité, aucune femme ne pose le problème en des termes aussi réducteurs. À l'extrême, quelques-unes en bonne santé sont si cancérophobiques qu'elles vous supplient de leur enlever les deux seins pour s'en débarrasser, demande à laquelle nous n'accédons jamais. La plupart des femmes atteintes sont d'abord obsédées par leur maladie. C'est l'ombre de la mort qui les inquiète le plus. La féminité, l'intégrité corporelle, la sexualité passent au second plan et, quand ce n'est pas le cas, on peut se demander si ce n'est pas un déplacement de la préoccupation principale. La première question posée est le plus souvent :

— Est-ce que je vais guérir docteur ?

Et non pas :

— Est-ce que je vais rester une femme ?

Celles-là choisiront sans trop de difficultés la méthode radicale (celle qui ampute) si elle est nécessaire. D'autres, beaucoup plus rares, préféreront mourir plutôt que d'être privées d'un sein. La négociation de leur traitement doit se faire différemment. Dans ces cas la reconstruction immédiate peut être utile. Elle consiste à enlever le sein et à en reconstituer la forme au cours de la même intervention. Cependant, il faut, à mon avis, en restreindre les indications. Elle donne un nombre de complications plus importantes que la reconstruction secondaire (faite quelques mois après l'amputation) et elle n'est pas souhaitable quand une chimiothérapie ou une radiothérapie est envisagée. Surtout, elle nourrit le mythe du tour de passe-passe du sein disparu et retrouvé. C'est à mon avis la raison majeure pour laquelle il faut la limiter et ne plus entretenir le fantasme d'une reconstruction qui le ressusciterait. Comme chez le brûlé, le retour à l'état antérieur n'est pas possible. On ne reconstruit jamais un sein, on fabrique un ersatz. Un sein a une couleur, une texture, un volume, une odeur, une sensibilité et ces critères ne sont jamais atteints. Entretenir cette illusion est le pire même si la technique est réussie. Pour qu'une femme soit satisfaite de notre travail, il faut qu'elle ait fait le deuil de ce sein. Elle n'y parvient pas toujours d'ailleurs, seul le temps peut l'aider. Six mois peuvent suffire mais il faut souvent un an, voire plus. Il est terrible de dire que l'économie de cette souffrance n'est pas possible, qu'on peut simplement l'accommoder. Elle doit faire l'expérience de ce manque avec elle-même, dans la vie de tous les jours et dans l'intimité avec la main qui caresse. (Caresse-t-elle encore ?) Ce n'est qu'ensuite qu'elle prendra une décision lucide en connaissance de cause. Bien qu'il soit établi qu'il n'y ait aucun risque sur l'évolution du cancer, elle peut ne jamais demander de reconstruction si elle n'en éprouve pas le besoin. Pourtant, le plus souvent, elle désirera l'intervention. Si le deuil est achevé, l'ersatz fabriqué ne sera plus comparé à son sein perdu mais à la cicatrice de la mammectomie et à la platitude antérieure du thorax, l'amélioration pourra ainsi être perçue.

Les motivations de la reconstruction sont souvent obscures et la féminité entre moins en ligne de compte qu'on ne pourrait le penser. La femme veut d'abord jeter sa prothèse externe qu'elle déteste. Cachée dans son soutien-gorge, elle a peur qu'elle ne tombe devant tout le monde si elle se penche un peu en avant. Chaque soir, elle l'enlève discrètement et la dissimule dans la table de nuit. Chaque soir, avant de se coucher, son cancer se rappelle à elle. La cicatrice, très laide, qui lui barre le thorax à la place du sein, dont la signification est la mort, lui remémore aussi cette menace. Jeter la prothèse externe, atténuer cette cicatrice, voici son premier but : « Vous allez vivre, madame. » Accepter de lui reconstruire le sein, c'est d'abord lui dire : « Vous allez vivre », et c'est cela qu'elle vient chercher avant tout. Pour le reste, il faut qu'elle se débrouille et la reconstruction ne l'aide qu'en partie. Retrouver sa féminité, son plaisir n'est pas chose facile. Le conjoint aide ou gêne, rien n'est simple, et les suites psychologiques sont souvent houleuses.

Les procédés de reconstruction sont nombreux. Parfois combinés, ils font appel à des prothèses, des expandeurs ou des lambeaux. Il faut souvent plusieurs interventions. La symétrisation de l'autre sein qui peut être soit trop gros, soit trop tombant est fréquente. La confection de l'aréole et du mamelon se fait par greffes ou tatouages. Une des difficultés est de bien les positionner. Je demande à la patiente sans regarder, le poing fermé et l'index tendu, de mettre ce doigt sur ce qu'elle pense être la place du téton perdu. Elle ne se trompe jamais, preuve que le sein persiste bien dans sa tête.

« Reconstruire sans détruire » reste un principe fondamental. Une grande cicatrice dans le dos ou sur le ventre, indispensable au prélèvement d'un lambeau musculo-cutané (comprenant le muscle et la peau sous-jacente), doit peser lourd dans la décision quand une simple prothèse est possible. Au début de ma pratique, j'ai été frappé par ces grandes balafres qu'on infligeait aux femmes pour fabriquer le volume mammaire alors que, parfois, des moyens moins agressifs auraient été possibles. Ces lambeaux venaient d'être inventés et leur réalisation était valorisante pour le chirurgien. J'en ai d'abord conclu que leur pratique avait été poussée inconsciemment par phénomène de mode. Un candide l'aurait remarqué. Mais, même si, aujourd'hui, on revient à un bon sens évident qui fait la part des choses entre ces techniques, la tendance persiste. Avec le temps, mes conclusions sur ce phénomène ont changé. Le fait que la majorité de ces interventions aient été mises au point par des hommes n'est sans doute pas étranger au problème. Le droit à ces reconstructions, qu'on a considéré au début comme superflu, n'a pas été admis sans difficulté. Puis, une fois gagné, ne fallait-t-il pas qu'elles payent pour ce désir ? Sadisme, machisme, il faudrait puiser dans les pulsions profondes de certains d'entre nous. Dans le même ordre d'idées, la réduction mammaire n'a-t-elle pas la possibilité d'être remboursée par la Sécurité sociale tandis que son augmentation, même si la jeune fille est plate comme une limande, ne peut l'être. Choix culturel, réduire, castrer est permis, souhaitable (même si on se donne une cohérence en alléguant les hypothétiques douleurs du dos) mais donner de l'ampleur est difficilement admis. On ne sait jamais, ces femmes pourraient le faire pour jouir.

Reconstruire un sein est un rêve et une réalité. Le pari est difficile dans cette aventure technique et psychologique. Tout est aléatoire. Le contentement est rarement immédiat. Il peut y avoir une nouvelle période de dépression, un nouveau deuil à faire, celui de la différence entre l'image de la reconstruction qui lui semblait possible et celle réalisée, même si l'esthétique est formidable. J'ai vu des femmes détester tellement leur prothèse externe qu'elles ne supportaient pas l'idée d'en avoir une interne. Il faut alors passer à d'autres méthodes qui ne font pas appel à ces implants. Certaines, malgré tout nos efforts, ne s'habituent jamais. Comme d'autres amputés, elles partent sans être soulagées, parfois même un peu aigries, et avec le cancer en toile de fond.

Pendant ce parcours, il faut une grande confiance en son chirurgien, mais au bout du chemin le mieux-être est important. Il n'y a pas de règle. Les situations doivent être comprises une à une. Le cancer peut être même vécu de manière insolite.

Ce professeur de biologie a pris un rendez-vous pour sa fille qui souffre d'une hypertrophie mammaire. Elle s'est désistée au dernier moment. Aidée par ce curieux concours de circonstances, la mère est venue à sa place.

— J'ai eu un cancer et on a dû m'enlever le sein, il y a cinq ans. Je n'ai jamais rien fait sur le plan de l'esthétique.

— Pourquoi n'être pas venue plus tôt ?

— Parce que ça ne me gênait pas tant que ça. Je ne mets d'ailleurs plus de prothèse externe. J'ai bien assumé. Mon mari, qui a soixante-cinq ans, est un peu sec. Nous n'avons pratiquement plus de rapports, je ne sais pas pourquoi, peut-être parce qu'il n'a pas partagé les choses avec moi dans la maladie et que maintenant ce n'est plus possible.

— Mais avant, tout allait bien ?

— C'est beaucoup dire, on ne faisait pas l'amour, nous nous accouplions, il m'aime à sa manière. Ne plus avoir de rapports a été difficile un moment, mais moins maintenant. Je fantasme et je me masturbe. Vous savez, j'ai eu une éducation très stricte et je n'ai jamais fait de hors-piste.

— Avez-vous eu du mal à vivre votre cancer ?

— Non, non. Il m'a permis de me retrouver. Avant, je n'étais pas moi-même. Maintenant, je suis parvenue à parler en mon nom. J'étais embarquée dans tout un système avec ma famille et mon mari, avec mon père comme fil directeur. C'était un cancer psychosomatique. Il y avait un nœud et il fallait que je le sorte. Depuis mon cancer, je suis à la bonne place. Je parle en mon nom, ou à peu près.

Une grand-mère et une tante ont eu la même maladie, ce qui fait d'elle, en dehors de toute autre considération, une femme à facteurs de risques importants. Je lui ai donné tous les renseignements sur le déroulement de l'intervention mais elle ne s'est jamais fait opérer, comme cette autre femme dont le sein restant, petit, rendait pourtant la reconstruction aisée. D'une cinquante d'années, amputée dix ans auparavant, elle était venue aussi grâce à sa fille que j'avais traitée pour une poitrine trop petite.

— Le résultat sera très bon avec une prothèse, lui dis-je.

Elle me remercie, pourtant je sens que je n'ai pas répondu à son attente.

— Docteur, et l'autre sein, on ne pourrait pas l'augmenter un peu ?

— Je ne pense pas car il faudrait mettre une trop grosse prothèse de l'autre côté, ce qui nuirait au naturel.

Elle a l'air très déçu.

— Mais vous savez, ça serait très joli. J'en ai envie depuis longtemps.

— Hélas ! je ne peux pas.

Son sourire, poli, en dit long. En réalité, elle n'est pas là pour le sein qui lui manque mais pour augmenter le sein qui lui reste, comme sa fille en somme. Elle n'a pas envie de retrouver le sein perdu et devant l'impossibilité de satisfaire son vœu intime, qui date de son adolescence, elle préfère renoncer.

Amputation d'un doigt, d'une jambe, d'un sein, les autres parties du corps ne sont pas épargnées et les réactions tout aussi déconcertantes.

Défiguré, le nez amputé, ce jeune homme n'a pas eu beaucoup de chance. À la naissance, un accident vasculaire cérébral le rend hémiplégique. À dix-huit ans, dans l'incendie de son immeuble provoqué par une fuite de gaz, son handicap l'empêche de s'enfuir assez vite et il reste bloqué dans l'escalier. Les pompiers ont du mal à l'en sortir. Tout le monde le croit mort. Il est brûlé à 80 %.

Il a survécu. Après cinq mois de soins intensifs, ses séquelles physiques sont considérables et il reste alité en vie semi-végétative. Les échanges se bornent à quelques mots, surtout lors du repas où on est obligé de lui donner à manger car ses deux mains ne peuvent plus pincer les couverts. Mon idée est de les améliorer pour lui donner de l'autonomie mais certains se demandent pourquoi restaurer ce qu'ils appellent « un légume ». « On aurait mieux fait de le laisser mourir », disent-ils. Réflexion classique. Il est facile de supprimer ce que l'on ne peut pas supporter soi-même. Espérer une population lisse, homogène, c'est encore une manière de croire qu'ils se protègent. « Et le coût pour notre société », ajoutent-ils souvent.

Nous discutons des alternatives de traitement. L'interne me signale que la réparation de son nez est au centre des quelques échanges qu'il arrive à avoir avec le patient.

Le traitement n'est pas facile et il me semble complètement aberrant chez ce grand infirme de commencer par le bout de son nez alors que son corps délabré est à moitié paralysé.

L'interne insiste :

— Écoutez, il ne parle que de cela, demandez aux infirmières.

Je me laisse convaincre. Son nez devient donc le centre d'intérêt majeur et l'intervention a lieu. Nous utilisons la peau du front que l'on bascule un moment au milieu du visage. L'avantage est qu'elle a la même couleur.

Quelques jours plus tard, surprise énorme, il est transformé. Tout le service est stupéfait. Pas pour son visage, le bout de peau que nous lui avons mis sur le nez n'a pas encore été fignolé et fait pour l'instant plutôt ridicule, comme un nez de clown. Mais très vite, il participe à sa thérapeutique, il fait des efforts, veut se lever et commence à marcher avec une canne. On peut de nouveau converser avec lui. Il tombe amoureux d'une infirmière à laquelle il fait une cour un peu trop pressante. Il a vu les écrans dans le service et me propose ses services en informatique, son ancien métier.

Ce petit morceau de chair l'a libéré et son esprit renaît par l'intermédiaire de son nez. C'est par cet appendice qu'il recommence à communiquer avec le monde extérieur.

Dans son corps ravagé, son nez, par sa nouvelle présence, est l'élément qui lui a donné de nouveau envie de vivre.

Je passe à la visite :

— Docteur, quand pourrai-je sortir ? me demande-t-il.

Un morceau de nez qui change tout.

Aujourd'hui, le patron d'une entreprise d'informatique l'a engagé. Lui, n'a pas vu un légume !

La chirurgie du dépliage a été inventée par le Pr Serge Baux et le Dr Jean-Michel Kirsch. La technique est difficile. Nous l'avons pratiquée pour la première fois sur une jeune brûlée de quatorze ans.

Ses lésions sont très anciennes, elle vit dans une campagne reculée et je ne sais pas pourquoi ses parents l'ont gardée à l'écart sans la rééduquer. Sans soins la brûlure a fait des dégâts et elle s'est peu à peu recroquevillée. Nous recevons une sorte de cube surmonté d'une tête et de deux bras. On pourrait la mettre dans un carton. En effet, la brûlure a rétracté ses pieds, ses jambes, ses genoux et ses cuisses au point qu'ils sont impossibles à réétendre. Nous avons l'habitude de traiter des brides isolées, un genou plié, une hanche, un poignet, un coude, mais son cas est impressionnant et les problèmes techniques majeurs. Il faut fendre la peau, couper les muscles sclérosés afin d'étendre les jointures, greffer les gros trous occasionnés par cette remise en rectitude, traiter la hanche sur le dos et les genoux et la cheville sur le ventre, s'arranger pour préserver les vaisseaux sanguins qui irriguent le pied et, c'est le problème le plus délicat, éviter de faire subir un traumatisme d'extension aux nerfs, ce qui paralyserait la patiente définitivement.

La stratégie est longuement discutée au staff. Cependant, lors de l'intervention, les opérateurs se heurtent à un problème angoissant : le genou libéré est bloqué par le nerf sciatique comme la corde d'un arc qu'on voudrait détendre. Sa section est inenvisageable mais il n'est plus possible de revenir en arrière. Il faut trouver une solution. Après quelques minutes de troubles, les chirurgiens comprennent qu'ils auraient dû commencer par la hanche pour donner du mou au nerf. Ils retournent la patiente, déplient la hanche, la retournent encore pour revenir au genou dont le sciatique détendu laisse enfin le genou s'ouvrir.

Cette première intervention est réussie. Le pari était audacieux et les circonstances ont poussé à pratiquer ce geste. Il était impensable de laisser une jeune fille de cet âge dans une position pareille alors qu'elle n'était même pas paralysée. Le résultat va au-delà de nos espérances. Elle devient la bien-aimée du service. À dix-neuf ans, elle nous invite à son mariage. Une belle femme qui marche, sans la moindre boiterie. Seule les grandes cicatrices sur ses membres inférieurs témoignent de son ancienne infirmité, mais ce jour-là elles sont cachées par sa grande robe blanche.

Ces interventions complexes se pratiquent à plusieurs chirurgiens en double équipe pour gagner du temps d'autant que, souvent, les côtés droit et gauche sont à opérer.

Nous avons ensuite appliqué cette technique, mise au point pour la brûlure, à d'autres pathologies. Dans notre spécialité, nous traitons les escarres. Elles surviennent souvent chez les personnes âgées, grabataires. Leur contact dans des centres spécialisés nous a amenés à constater que certaines sont complètement repliées sur elles-mêmes, malgré tous les efforts de rééducation. Ces vieillards qui, peu à peu et de manière inexorable, prennent de nouveau la position fœtale, posent des problèmes terribles de prise en charge avec des répercussions évidentes sur la qualité de leur vie. Nous décidons alors de leur appliquer la même méthode. Notre objectif n'est pas de les faire remarcher, simplement d'obtenir une position couchée rectiligne plus confortable. Les résultats dépassent nos ambitions à tout point de vue. Ils avaient des escarres. La mise en rectitude les guérit car l'articulation remise dans sa position normale ne fait plus pression sur le lit. Leurs soins étaient pénibles, ils sont très facilités. Ils étaient voués à rester au lit, on peut les asseoir, certains même, de manière inespérée, font quelques pas. Mais, surtout, ces hommes et ces femmes qui étaient pliés comme rentrés à l'intérieur d'eux-mêmes, ne conversant avec personne, retrouvent une fois opérés une vie sociale. Certains, qui ne disaient plus un mot depuis longtemps, se remettent à parler, d'autres sourient. Est-ce que leur amélioration fonctionnelle y est pour quelque chose ? Peut-être. Est-ce que le fait que l'on s'occupe d'eux, que des échanges avec l'entourage se produisent de nouveau, joue un rôle important ? Certainement. Difficile pour une équipe médicale et paramédicale de trouver goût, entrain et motivation envers des êtres sans projet et dont on ne fait qu'attendre la fin. Donner un but à ces personnes, ainsi qu'à l'équipe et à la famille, est essentiel. Il faut arrêter de distinguer soins palliatifs et curatifs. Nous sommes en sursis dès notre naissance et toute la médecine n'est que palliative. En parlant de soins, sans y mettre de qualificatif, nous redonnons le statut de patients à ces personnes et le miracle est qu'elles se comportent alors comme tels.

Le cerveau est dans la peau. Des êtres se sont peu à peu recroquevillés sur eux-mêmes. La chirurgie du dépliage, en leur rendant leur humanité, est une chirurgie de la dignité.

Un pied dans la main : cette idée aurait pu germer dans mon esprit par hasard, fruit d'un concours de circonstances. Je ne le crois pas.

En réalité, la jeune fille de la rue du Rocher, mes recherches sur le lambeau nourrisseur, mon intérêt pour le traitement des amputés, tout avait concouru pour qu'un jour je prenne la décision de brancher, pour un moment, un pied sur une main. On retiendra sans doute son côté spectaculaire, peu importe. C'est ce point de vue sur l'intégrité corporelle, que je défendais sans en être conscient, qui m'importe le plus.

J'enlève mes gants. J'ai mis un pied dans une main. Il est sept heures du matin. J'ai opéré toute la nuit.

Un pied dans une main.

Je vais me coucher.

Trois jours plus tard, la nouvelle fait la une de la plupart des journaux français : « Première mondiale, le plus jeune mandarin de France met en nourrice un pied sur une main. »

Pendant plusieurs jours, toutes les radios et les télés ne parlent que de ça. La nouvelle est diffusée dans le monde entier jusqu'au Japon, par voie de presse et par image. Aux États-Unis, où il est si difficile de faire admettre les découvertes françaises, on me demande des interviews. L'Assistance publique m'impose une conférence de presse. Plus de cent journalistes et photographes viennent, le service est trop petit. Je passe dans le couloir. J'entends des chuchotements : « C'est lui », « non, il n'est pas comme ça », « mais si », « il est trop jeune ». Un homme demande confirmation à une infirmière. Je suis aveuglé par le flash, on me demande de sourire, on m'appelle. Je sors du bloc opératoire et je ne réalise pas encore ce qui m'arrive.

Mais je ne peux que me rendre à l'évidence, non seulement j'ai osé penser à une intervention hors du commun mais j'ai également osé la réaliser.

À vingt-deux heures trente, je m'apprête à partir quand je croise dans l'ascenseur un de mes amis, anesthésiste de garde.

— Qu'est-ce qu'il y a ?

— Va voir aux urgences, le SAMU a amené un client pour toi.

Je me doute qu'il s'agit de microchirurgie car il s'y est intéressé aussi. Ce type d'intervention peut durer quinze heures. La manière de prendre en charge ces patients est donc particulière et lorsque l'état général n'est pas bon, les problèmes sont complexes. Le blessé a été endormi pour éviter la douleur et le choc du traumatisme. L'interne est à son chevet. Le membre inférieur droit est entouré d'un pansement. À côté du patient, une tablette avec un drap chiffonné taché de deux ou trois gouttes de sang.

— Comment ça s'est passé ?

— Il est tombé sous une rame de métro, le pied a été arraché par la roue.

— Comment va-t-il ?

Le médecin du SAMU fait un état des blessures.

— A priori aucune lésion grave à part ça, quelques érosions tout au plus. Il n'a pas été détecté de lésion viscérale et il était conscient avant l'anesthésie.

Pendant ce temps, l'infirmière enlève le pansement. La jambe est morcelée, des parcelles de peau, des fragments de muscles pendent pourtant il n'y a pas de perte, tous les éléments y sont, le tibia n'est même pas fracturé. On pourrait réunir les éléments du puzzle mais il manque le pied. Je lève la tête à sa recherche. Je comprends qu'il se trouve sur la tablette dans le drap. Coupé au niveau de l'articulation, le plan de section s'est fait juste à l'astragale dont on voit le cartilage. Presque pas choquant, il est intact, en un seul morceau. Le contraste avec la jambe est fort. Pas une éraillure, pas une égratignure, presque pas de sang, de ce pied, posé sur le drap comme un fragment de statue grecque, émane une incontestable beauté.

— Qu'est-ce qu'on fait ? me demande mon interne.

Je ne réponds pas. Assis sur un tabouret blanc, je contemple l'étrange spectacle. Le pied, bien qu'exsangue, est encore vivant mais jusqu'à quand ? La jambe pose un immense problème. Les tissus sont plus ou moins écrasés, et la limite entre le mort et le vif est, à ce moment, impossible à prévoir. Le temps passe et le temps compte mais les nécessités sont contradictoires. Il faudrait à la fois se hâter et différer. Dans quelques heures, le pied sera perdu tandis que l'état de la jambe nécessiterait plusieurs jours pour se faire une opinion. Les techniques de microchirurgie permettent de réimplanter les pieds au bout des jambes à condition que les tranches de section des deux extrémités soient franches. On peut ainsi retrouver tous les éléments de chaque côté, en particulier les vaisseaux, et les rebrancher. Ici, la procédure est impossible car l'état de la jambe ne le permet pas. Je ne peux me faire à l'idée de jeter ce pied à la poubelle, ce pied encore vivant et pourtant, pas de congélation possible, aucun moyen d'attendre, de voir ce que va donner cette jambe dans le temps. La réfrigération pourrait tout juste nous faire tenir dix heures. Et si dans quelques jours cette jambe cicatrisait dans sa totalité, ce serait trop bête.

Comment faire ? Pour que ce pied continue à vivre, il faut l'irriguer. Seul le sang du patient lui-même est utilisable pour éviter un rejet. Un branchement sur le blessé est donc la seule solution, et si on ne peut le faire en position anatomique, alors il faut trouver un autre endroit. Mais où ? L'avant-bras au niveau du poignet présente deux pédicules vasculaires. Un seul est suffisant pour vasculariser la main et, en microchirurgie, nous avons l'habitude de les utiliser pour des reconstructions diverses.

Mettre en nourrice le pied sur l'un de ces deux axes afin de le revitaliser pour attendre est donc possible. Le moment venu, après traitement de la jambe il pourra être réimplanté en bonne place.

Voilà l'idée !

Si le temps m'a paru très long, en réalité une dizaine de minutes seulement se sont passées. La lumière blafarde, le visage interrogateur de l'interne, celui de mon patient qui ne peut rien dire puisqu'il est endormi. Il faudra faire sans lui comme dans toutes les situations d'urgence, pas le temps de le réveiller, le pied sera mort. Il aurait été facile de lui dire que rien n'était possible, ce qui n'aurait pas été vrai.

L'idée me semble si évidente que je n'hésite pas une seconde. Tenter de sauver un pied tranché, c'est bien mon rôle. L'ahurissant serait de ne rien faire ! La technique est logique. À partir du moment où j'ai l'idée, c'est de ne pas la tenter qui serait choquant. Oser c'est facile, quand on ne se rend pas compte qu'on ose.

— Allez, on le monte, dis-je à l'interne sans entrer dans les détails car j'ai le sentiment que les quelques instants qui me restent avant qu'il ne soit installé au bloc me serviront à mûrir encore mon idée.

Jeudi soir, je mets un pied sur une main. L'intervention dure toute la nuit. Vers sept heures du matin, le malade est emmené en réanimation.

Le lendemain, le pied dans la main est rose, bien vivant.

Le vendredi après-midi au staff du service, j'explique la conduite thérapeutique. Une équipe d'Europe de l'Est a utilisé un procédé similaire pour une main, mais c'est la première fois que l'on met un pied dans une main. Personne n'en est vraiment étonné.

A posteriori, l'idée est évidente.

Le malade est sympathique, intelligent et ne s'étonne pas de la méthode. Nous ne savons pas pour combien de temps nous en avons. La toilette du pied sur la main est quotidienne, on lui a même fait les ongles. Mais l'état de la jambe est plus que moyen et, de jour en jour, je découvre des tissus morts que je dois exciser. Non seulement les conditions locales ne sont pas satisfaisantes pour la réimplantation du pied mais le genou est menacé. Une intervention intermédiaire de microchirurgie permet de lui transférer de la peau du dos, c'est un succès. Nous sommes heureux, une première étape importante est passée, le genou est sauvé.

Le grand jour arrive. La mise en nourrice dont je pensais qu'elle ne durerait qu'un mois en durera six.

L'intervention est difficile, elle dure quinze heures et toute l'équipe y contribue. Il faut débrancher le pied en gardant les vaisseaux intacts, le fixer à la jambe, disséquer les vaisseaux du genou, rebrancher les veines et les artères ensemble. Le pied détaché de la main retrouve sa place habituelle au bout de la jambe réparée. Vivant, il rosit, l'intervention marche. Nous sommes heureux et rentrons nous coucher.

Les jours suivants, la surveillance est assidue, la vitalité du pied est vérifiée toutes les heures. Je ne me lasse pas de voir le pied bien irrigué revenu sur sa jambe. Au huitième jour, une fièvre à trente-neuf avec inflammation de tout le membre inférieur vient compliquer le problème. C'est un érisypèle, une infection à streptocoques. Les doses d'antibiotiques sont augmentées, des hémocultures sont faites. Le pied reste vivant et les orteils bien roses. Il est dix heures du soir et je reste sur place, inquiet. Une heure plus tard, pas de changement, deux heures après, les orteils commencent à bleuir. Thrombose veineuse, la veine s'est sans doute bouchée du fait de l'infection, quelle poisse ! il faut reprendre le patient en urgence ! L'intervention montre un gros caillot dans la veine. Par tous les moyens, j'essaye de l'extirper, peine perdue, il se reproduit presque immédiatement, les phénomènes inflammatoires sont trop grands. Nous avons évité l'amputation au-dessus du genou et réparé sa jambe. Seule une infection imprévisible a interrompu le traitement engagé mais le pied a tenu huit jours ce qui prouve le bien-fondé du procédé. C'est notre première expérience et nous pouvons nous améliorer. Le principe de l'intervention est repris. Il peut être appliqué à toutes les zones du corps avec des montages un peu différents. J'ai pratiqué avec succès quelques cas, jamais aussi spectaculaires que celui du pied, seulement les situations qui s'y prêtent sont rares.

Une autre équipe française a, depuis, utilisé le même principe avec bonheur.

Cette intervention a touché à une sorte d'interdit dans l'inconscient collectif, je ne sais pas pourquoi. Remonter un corps même provisoirement dans un autre sens, lui donner une autre limite semble inconcevable.

Sur le moment, je ne me suis pas rendu compte que cette image du pied dans la main était si provocante. En chirurgie plastique, nous avons l'habitude d'employer des techniques qui sortent de l'ordinaire et comme on s'habitue à la laideur, l'esprit s'habitue à ce genre de gymnastique. Nous empochons des mains brûlées dans des ventres, nous faisons glisser toute la peau du front sur le nez pour le reformer, autant de méthodes très étonnantes pour les non-initiés.

Cette image a frappé les imaginations, quelques rares collègues, sans doute par jalousie, ont même soulevé le problème éthique. Mythe du monstre ou de Frankestein, jeunesse du professeur, tout est mêlé.

À y regarder de plus près, l'inouï n'est-il pas ailleurs ?

Le pied dans la main n'a d'extraordinaire que le fait d'être macroscopiquement visible. Mais il y a bien d'autres interventions dans différentes spécialités qui sont bien plus monstrueuses, plus inhumaines. En chirurgie plastique, elles nous font peur parce que nous travaillons dans la transparence en traitant l'apparence. Dans l'intime, on la cache. Que penser de l'anus iliaque ? Si le pied dans la main étonne, le cul dans le ventre est soi-disant rentré dans les mœurs. Que dire encore des dérivations urinaires ? Ce sont des interventions courantes. Et si vous aperceviez ce que l'on fait d'extravagant à l'intérieur de vous, dans votre ventre ou ailleurs ? On déroute les vaisseaux, on élimine le côlon, on déplace l'intestin grêle, on modifie l'estomac et que de choses encore. Pauvre nature ! Un rangement des organes, parfois sens dessus dessous, qui vous sauve la vie.

Dans le tout petit ou le très loin on a du mal à voir. Que dire de la biologie moléculaire qui coupe, qui remet, qui manipule ? C'est toujours la même chose sans instrument grossissant dans ces dimensions, on pourrait croire que rien n'existe même pas la souffrance.

Le pied du géant écrasait des lilliputiens et il n'en savait rien.

Cerne

Et si un matin, on se réveillait sans plus aimer sa mère !

« VOILÀ j'ai soixante et onze ans, mon cou me gêne et j'aimerais faire un lifting. Vous voyez ça ne m'a pas beaucoup travaillé auparavant, mais là j'ai envie de le faire. J'ai de la chance nous avons une très bonne santé dans la famille. Ma mort, ma mère, trébuche-t-elle, a quatre-vingt-sept ans. »

Une jeune fille de quatorze ans vient pour une séquelle de traumatisme, à la suite d'un accident dont elle a été victime. Elle était en vélo et un car lui est passé sur les pieds. Elle a été traitée à Fontainebleau. Sa mère, qui l'accompagne, me parle de deux chirurgiens qui l'ont greffée.

— Les avez-vous revus après ? lui demandé-je.

— Non, parce que je n'ai pas été très contente du résultat esthétique mais j'ai vu trois autres chirurgiens, un à l'Hôpital américain, un dans un autre hôpital de l'Assistance publique et un dans le privé.

La jeune fille se déshabille. La séquelle de prise de greffe, assez discrète, se situe sur la fesse et la brûlure de la cheville, presque invisible, ne gêne pas sa mobilité.

— Je n'aurais pas fait mieux, les soins ont été menés parfaitement. Il n'y a absolument rien à faire de chirurgical pour la cheville.

La mère, sans doute sans le vouloir, a entretenu le mythe d'un mauvais traitement de départ. La fille porte encore des vêtements compressifs et fait toujours de la kiné. L'intervention date de deux ans et demi, tout devrait être arrêté depuis longtemps. Bref, rien n'est fait pour oublier l'accident. Je prescris l'arrêt de toute thérapeutique. C'est une véritable prescription, sans conteste la plus difficile à faire accepter.

— Et pour mon dossier ? me dit alors la mère — elle voulait parler du dossier de l'assurance.

C'était donc ça ! Une affaire de procédure. Les parents croient bien faire parfois en chargeant le dossier de l'assurance de leurs enfants sans se rendre compte qu'ils les entraînent dans une insatisfaction chronique dangereuse.

La fille n'a encore rien dit. Elle est en quelque sorte « malade du dossier ».

— Docteur, je voudrais que vous me refassiez le ventre.

Je vois une femme d'une cinquantaine d'années, le visage plutôt lisse, avec deux poches sous les yeux, bien en chair sans être très grosse.

— Quelle est votre situation familiale ?

— Je suis divorcée, j'ai une fille de vingt-cinq ans. C'est Mme T. qui m'a dit de venir. Vous l'avez opérée. Elle vient soigner mon père qui est handicapé.

— Ça fait combien de temps que vous êtes divorcée ?

— Trente ans.

— Vous êtes seule maintenant ?

— Oui, je suis seule depuis longtemps. C'est à cause de mon ventre. J'ai une cicatrice.

— Vous pensez vraiment que la raison est votre ventre et que vous n'y êtes pour rien ?

— Je ne sais pas, docteur. Mon patron connaît mon problème et m'a encouragée à venir.

— Vous voyez, il y a au moins quelqu'un qui s'intéresse à vous.

— Oui, il y a une petite complicité, c'est amical.

Je l'examine. Elle a effectivement une cicatrice déprimée, due à une césarienne, très disgracieuse, allant de l'ombilic au pubis, qui peut être améliorée.

— Ma fille aussi insiste.

— Vous avez de bons rapports avec votre fille ?

— Oui, très bons. Elle m'a dit : « T'as cette cicatrice, c'est à cause de moi que tu es comme ça. »

— Et votre mère ?

— Elle est décédée. Ça fait dix ans que je m'occupe de mes parents, mon père est encore vivant, il est handicapé.

— Et comment concilier votre vie sentimentale avec cette charge ?

— Depuis qu'ils sont là, il n'y a plus rien.

— Mais vous avez toujours été comme ça ?

— Non, docteur, avant je sortais beaucoup. On ne peut pas dire que ma mère voyait ça d'un bon œil mais elle ne m'a rien dit, je changeais de partenaire souvent. Ma mère est morte il y a deux ans, c'est drôle, je m'en suis beaucoup occupée et je croyais que j'allais avoir beaucoup de peine, pourtant je n'ai pas ressenti de vide. Mon père va de plus en plus mal. J'ai peur d'être seule mais je me demande si ça ne me fera pas la même chose.

C'est une femme de quarante ans qui présente une séquelle de brûlures du ventre et des cuisses datant de l'âge de douze ans.

Elle est venue me voir il y a un an dans mon cabinet et à l'époque elle n'était pas très décidée.

Elle est de nouveau là et me dit :

— Je ne sais pas comment vous expliquer, docteur, j'ai

envie de le faire mais en même temps ce n'est pas très important.

— Il y a deux aspects, le technique et le psychologique.

— Oui, oui.

— Et si je vous disais que ce n'est pas possible à réaliser ?

— Je ne sais pas comment vous dire, docteur. À la fois ce n'est pas important et j'y tiens beaucoup. Vous savez, je ne me suis pas brûlée comme ça. Ça n'était pas innocent. On aurait vraiment dit un accident, en réalité, on provoque un peu les choses.

— Comment est-ce arrivé ?

— J'avais douze ans. Je me suis mise près de la cuisinière où ma mère faisait bouillir des œufs. J'ai fait basculer la casserole et voilà. Vous savez, je ne voulais pas croire que c'était un accident provoqué. Je suis en analyse depuis trois ans. J'ai mis du temps à comprendre tous les avantages que j'ai tirés de cette brûlure. C'était une manière pour moi de prolonger mon enfance. Ma mère, non pas par intelligence, mais, comme ça, inconsciemment, elle a compris cette chose-là. Elle est restée quand même plus d'un an nuit et jour à mon chevet. C'était aussi une manière pour elle de me garder. Cette brûlure c'était le prolongement du cordon ombilical.

— Bonjour madame. Pourquoi venez-vous ?

— Pour un miracle.

— Il n'y a pas de miracle.

— C'est pour mon visage. Vous savez, docteur, j'évite de me regarder avec des lunettes comme ça je peux me voir plus flou, sinon c'est une catastrophe. Vous savez, il y a eu d'abord le divorce de mes parents, puis, quand j'ai eu trente-cinq ans, ma mère a été atteinte de démence sénile. Ça m'a beaucoup marquée. Je fumais deux paquets de cigarettes par jour et je mangeais beaucoup de chocolats. Ça m'a beaucoup aidée. Elle est morte à soixante-douze ans.

Une femme entre avec son mari et son petit enfant de dix-huit mois. Nous conversons.

— Je trouve mes seins trop petits, comment dois-je m'y prendre ?

Elle parle très vite.

Je m'aperçois, à quelques petits indices, qu'elle a déjà refait ses paupières mais elle ne m'en parle pas. Je n'en dis mot devant le mari et demande :

— Avez-vous déjà été opérée ?

— De l'appendicite.

J'insiste :

— C'est tout ?

— C'est tout, me répond-elle d'un ton trop assuré.

Je comprends alors qu'il ne faut pas aller plus loin. Elle entre dans la salle d'examen où elle me montre ses seins. Tout à coup, j'ai une curieuse sensation, comme si quelqu'un m'observait avec force, une sorte de doux malaise. Je me retourne et tombe sur le visage de l'enfant qui est rentré discrètement. Alors qu'il était très sage, il s'agite. Son père vient le chercher, s'excuse et demande à sortir afin de le calmer. Heureuse idée.

— Docteur, je me suis fait opérer des paupières mais je ne voulais pas le dire à mon mari. C'est une histoire ancienne, il ne le sait pas. Pour mes seins, j'étais heureuse car ils étaient plus volumineux quand j'ai allaité mon fils.

Elle a quarante-neuf ans et elle a été opérée il y a un an par le docteur L. d'une plastie abdominale et d'une plastie mammaire. Elle me dit ne pas être contente sans en vouloir à son chirurgien pour autant. Je n'ai pas besoin de lui poser de questions, elle parle longuement.

— J'ai pesé cent deux kilos, j'ai beaucoup maigri, j'ai fait un régime, j'ai maigri de soixante kilos. Mon frère est mort, j'ai vécu sept années d'enfer. Il y a deux ans, je n'ai pas eu le courage de me tuer, puis j'ai remonté un peu la pente. Je me suis fait opérer parce qu'il fallait que je renvoie une image beaucoup plus positive de moi-même. J'avais les seins qui tombaient, la paroi abdominale recouvrait mon pubis. Je n'étais pas présentable. Je suis en analyse depuis 1982. Petite, je n'étais pas anorexique, j'avais de gros problèmes avec ma mère. Il fallait être gros pour être aimé d'elle. J'étais la deuxième, ma sœur, qui était plus grosse, était cajolée, moi non. On a perdu un frère très tôt et ma mère n'a pas arrêté de vivre avec ses morts. Elle ne s'entendait pas avec mon père. Moi, j'ai eu des bons rapports avec lui, enfin pendant un certain temps, après il est parti. Elle me disait : « Puisque tu t'entends bien avec lui, va dans son lit », elle m'envoyait coucher avec mon père, alors j'ai eu l'impression que mon corps se mortifiait, j'ai grossi jusqu'à atteindre le poids de ma mère. Puis ma mère est morte, ça m'a comme débloquée et je me suis fait opérer par le docteur L. Vous savez, j'avais maigri bien avant l'enterrement...

— Vous aviez bien maigri avant l'enterrement, répété-je.

— Non, je voulais dire avant l'intervention.

Horizon

Je dis à une patiente :
— Vous entrez pour bilan.
Elle entend :
— Pour mille ans...

Coup de fil de Boston :

— Alors, où en est-on ?

— Non, c'est foutu.

— Tant pis, ce sera pour la prochaine fois.

L'homme brûlé à qui j'avais prélevé un petit carré de peau est mort depuis vingt-quatre heures. Ses cellules épidermiques en culture dans un laboratoire de l'autre côté de l'Atlantique vivent et se multiplient. À l'intérieur de chacune d'elles, un noyau, des chromosomes, et tout son génome.

Est-il vraiment mort ? Est-ce une manière pour lui d'exister encore ?

« Au cœur de l'évidence, il y a le vide », disait Edmond Jabès, mais cette évidence est absolue.

Pourquoi ce livre ? Pourquoi écrire ? Peut-être pour trouver un petit peu de sens, pour chercher un îlot de cohérence, comme pour faire un rond, en baliser la frontière et que tout s'encastre à l'intérieur. Mais l'homme aime à se placer au bord du disque pour regarder au-delà. Le peut-il vraiment ? Le faut-il ? Et d'un îlot de cohérence à l'autre, de rond en rond, de pensées en idées, il essaie de déceler des liens, de comprendre, de mettre à l'intérieur, de tracer les bords, la limite.

La limite est un « entre-deux », entre deux segments, entre deux objets, entre l'eau et l'air, entre la vie et la mort, entre soi et le reste... Sa caractéristique est qu'elle sépare, il y a un côté et un autre, mais pas d'espace entre. La ligne qui les partage est donc tellement mince qu'elle n'existe pas. L'homme la représente par une bande qu'il invente pour se sauver la mise, ligne jaune du code de la route, *no man's land* des frontières, sas des blocs opératoires... Pourtant cette bande a une largeur, et donc des bords et de nouvelles limites.

De nouvelles bandes alors ? et encore la limite insaisissable, multiple mais toujours la même, obsédante.

La séparation entre notre corps et notre esprit n'est pas claire. Notre cerveau se prolonge jusqu'à notre peau par l'intermédiaire des neurones. Mais notre esprit n'est même pas contenu dans notre tête. L'homme est un tout, on ne le fragmente pas, on ne le pèle pas, on ne le démonte pas. Nous sommes dans chacun des fragments de notre chair et la perte de l'un d'entre eux peut nous perturber complètement. Dans chacune de nos cellules, nous existons tout entier si bien qu'il est illogique d'opposer la médecine psychologique à l'organique, celle de confort à celle de nécessité, l'esthétique à la réparatrice, la psychiatrique à celle des médiateurs chimiques, l'homéopathique à l'allopathique. Il n'y a pas une médecine du signifiant et l'autre insignifiante.

Mais la limite dévore la limite pour aller toujours plus loin. Comme à la vitesse, on s'y habitue et on tend à la dépasser. Le glissement est lent, souvent imperceptible, et les réajustements sont parfois brutaux et dangereux.

L'avenir n'est pas bon pour les chiens. Si le sexe n'est pas celui désiré, on ne s'embarrasse plus : avec un peu d'éther on les met à la poubelle. Et pour les enfants ? On a déjà expérimenté sur des embryons humains, on les a mis sous des microscopes et on les a manipulés. Comment pouvoir régler ces problèmes ? Décider d'une limite est déjà accepter qu'elle soit repoussée un jour. Garçon ou fille, il y a des choix interdits. Pourquoi pas bientôt blond ou brun, yeux bleus ou yeux noirs, dans une société uniformisée, aseptisée, normalisante ?

Stop !

C'est à cette limite du normal et de l'anormal que je suis confronté tous les jours. Chacun d'entre nous la place là où il le veut ou le peut. Cela n'a aucune importance à partir du moment où personne n'impose rien. Chacun verra ses monstres là où il le désire mais laissons-les tranquilles, pour notre tranquillité, car même si nous ne le savons pas nous en sommes aussi.

Nous en sommes aussi ! « Les monstres font partie de la nature », disait Foucault. Pourquoi seraient-ils aussi bien acceptés dans l'art avec ces personnages déformés, disproportionnés, incomplets, multipliés ? Pourquoi les aime-t-on sur nos murs, en peinture alors que les vivants sont rejetés ? Est-ce une manière d'apaiser nos craintes, de compenser notre abus de normalité dans une époque clonique et eugénique ?

Le monstre n'existe pas, c'est quelqu'un que nous n'avons pas l'habitude de voir. Si nous l'enlevons, il réapparaîtra de plus belle. La différence avec nous sera de plus en plus réduite, c'est une question de limite. Son visage ressemblera de plus en plus au nôtre.

C'était une compagnie de théâtre. Elle se produisait depuis quatre jours à Saint-Jean-la-Forêt dans la région nantaise. Ils étaient huit, une femme et sept hommes. Les fins de mois étaient difficiles. Ils avaient beau ne pas travailler pour de l'argent, il fallait pouvoir se déplacer, payer les frais, les costumes. La troupe s'appelait « Les Masques » car ils avaient la particularité de jouer à visage couvert. Comme il n'y avait qu'une femme, cela permettait aux hommes d'interpréter plus facilement les rôles féminins. Ils n'avaient plus qu'à mettre des seins.

Deux mois auparavant, le groupe s'était agrandi d'un huitième larron sur qui se portaient tous les espoirs. Il savait faire rire, pleurer, mimer, imiter avec beaucoup de talent. Par sa sympathie, sa disponibilité, sa belle voix grave aussi, il avait été adopté par tout le monde.

Thierry, c'était son prénom, avait beaucoup étonné au début car il s'était présenté d'emblée aux autres acteurs affublé d'un masque de monstre. Le front était boursouflé, rouge par endroits, jaune dans d'autres. Le sourcil droit n'existait pas, le gauche allait à rebrousse-poil. La joue du même côté était gonflée, l'autre creusée, tendue et rétractée attirait vers elle la commissure des lèvres. Le nez était épaté, les narines ouvertes. De la bouche rétrécie, la lèvre inférieure trop grosse, la supérieure trop fine, sortait une voix qui déconcertait l'auditoire parce qu'elle était pure. De belles oreilles, une chevelure noire abondante marquaient les limites du masque de Thierry. Il s'enorgueillissait de l'avoir fabriqué lui-même. Un élastique vert large d'un centimètre environ passait au-dessus de ses oreilles pour le maintenir. Il ne le retirait que dans sa caravane. Derrière les voilages de la fenêtre, on le voyait l'enlever le soir et le remettre le matin. La force et la réussite nouvelles qu'il impulsait à la troupe avaient imposé le respect de cette attitude. Les répétitions étaient longues. Il travaillait tard et dur, il y avait deux représentations par jour : un spectacle pour enfants à la sortie des classes vers dix-sept heures et une pièce pour adultes le soir. Son énergie, sa vitalité, sa compétence faisaient l'admiration de tous. Tout naturellement, il était devenu le chef et personne ne le contestait. Isabelle, la fille du groupe, en était tombée amoureuse. Un soir, après la représentation, elle s'était approchée de lui.

— Je te veux, lui avait-elle dit, simplement.

Il lui avait pris les mains pour lui répondre :

— Non, c'est trop vite, tu ne me connais pas, tu ne connais que mon masque.

— Très bien, laisse-moi découvrir ton visage.

— Non, c'est trop tôt.

— Mais, je t'aimerai même si tu n'es pas beau.

— Peut-être, peut-être, avait-il terminé.

Elle n'avait pas osé insister. Il était reparti seul, sans elle. Elle l'avait suivi des yeux, l'avait vu disparaître dans sa roulotte, l'élastique vert sur sa dense chevelure noire. Comme d'habitude, il l'enleva derrière la fenêtre qui s'obscurcit quelques instants plus tard. Elle attendit encore un moment puis elle fut prise d'une folle envie de frapper à sa porte pour le rejoindre mais elle ne le fit pas.

Les représentations se passaient bien. Elles avaient un bon succès. L'après-midi, presque tous les enfants du village venaient. Thierry était leur héros, il les faisait éclater de rire par des pirouettes, des galipettes et bien d'autres pitreries.

Ce dimanche matin-là, ils répétaient comme tous les jours. De nombreux enfants, par curiosité, venaient sous le petit chapiteau. La troupe les acceptait avec plaisir. Une scène difficile venait de s'achever. Les comédiens décidèrent de faire une halte. Ils s'assirent sur deux bancs disposés autour d'une table de bois, quatre d'un côté, quatre de l'autre. Thierry était au bout de l'un d'eux, Isabelle sur l'autre, en face de lui. Ils avaient tous posé leur masque près d'eux, sauf Thierry qui, comme d'habitude, continuait à le porter. Tout le monde riait, parlait de la pièce, des problèmes, des améliorations et se servait du jus de fruits dans des grands verres en carton. Les gamins piaillaient, gesticulaient, rigolaient, demandaient à boire. L'un d'eux était monté sur le banc à côté de Thierry, il sautillait en s'appuyant sur son épaule comme pour dire : c'est moi qui l'ai, c'est moi qui le touche, je suis le meilleur, je suis comme lui.

Dans un geste d'enfant et par surprise, il saisit l'élastique vert et l'arracha. L'élastique resta dans sa main. Après un moment de stupeur, tout le monde comprit qu'il était simplement collé aux oreilles de Thierry. Plus personne ne dit mot, plus un seul cri, plus un seul rire. Même les enfants se turent. Les sept autres acteurs baissèrent la tête, mirent tous machinalement la main sur leur masque et le regardèrent avec effroi. Les masques regardaient leurs maîtres. Les maîtres regardaient leurs masques. Leurs regards se perdirent longtemps dans l'absence de regard de ce qu'ils croyaient n'être qu'une apparence. On ne savait plus qui regardait qui, quoi regardait quoi. Aucun ne put relever la tête pendant un temps qui parut long, pas même Isabelle. Seul, Thierry, le huitième, resta immobile la tête haute. Lui qui ne transpirait jamais laissa perler deux gouttes de sueur sur son front. Elles dégoulinèrent sur sa joue gauche et firent baver le maquillage dont il s'était enduit pour cacher « un petit carré de peau » indemne qui lui restait et qui l'aurait « démasqué ».

Le silence fut enfin troublé par la voix de l'enfant qui l'aimait tant :

— Thierry, tu me donnes l'élastique.

Impossible limite !

S'arrêter, se regarder. Comment oser, comment ose-t-on toucher la peau, la couper, l'ouvrir, passer cette barrière, modifier un corps, refaire un nez, un sein, changer un visage, transformer un homme en femme, amputer un pied, en rebrancher un autre, arracher une brûlure, prendre des organes à des morts, les transporter sur des vivants, juger de la qualité d'un être ? Je ne sais plus, je doute.

La patiente que m'a adressé un de mes amis médecin pour une reconstruction mammaire s'est trompée de rendez-vous. Je suis en train d'opérer et ne peux la recevoir. On lui demande de revenir dans deux jours. Dans l'intervalle, elle se suicide. Faut-il être toujours dans l'action pour justement ne pas avoir trop le temps de penser ? Vouloir être rationnel, n'est-ce pas complètement fou dans le monde incohérent qui nous entoure ? C'est peut-être la pire des stupidités.

L'univers, l'infini, le vide, l'immensité, le temps, la mort, le respect de la vie énoncé en principe primordial, faut-il creuser, réfléchir ? On ne sait plus où ça commence, ni où ça finit. Aller au bout de son principe, et il n'y a plus de vie. Et si l'aboutissement naturel de l'évolution était la disparition de l'homme pour sauver le reste du monde ?

Est-ce que tu existes ? Je ne sais pas. J'ai l'illusion que tu es là, nos peaux se touchent et tu y prends du plaisir, mais ne suis-je pas seul dans un profond délire ? Ridicule de vouloir raisonner. Les mots de ce livre, on peut les mélanger, en mettre d'autres, cela aura peut-être le même effet. Quel sexe as-tu ? Quel est le mien ? Nous ne sommes plus sûrs de rien.

Dans une époque sans imagination, pourquoi s'acharner à prendre des risques, à relever des défis alors qu'on nous enfonce ou qu'on nous noie quand on essaie d'y parvenir. Mais est-ce que cela a de l'importance ? Qu'est-ce que cela peut faire ? Nous sommes dans une période où les îlots de cohérence sont étroits au point de ne contenir qu'un scul élément, plus rien à mettre en contact, plus de pièces de puzzle à assembler, plus de lien, la cohérence niée en somme. Essayons un peu d'élargir les cercles ou de les fondre ensemble. Mélangeons, mélangeons un peu les mots, mélangeons tout, un peu de bordel et même beaucoup.

Essayer de trouver un sens, pourquoi ?

Incroyable succession d'événements qui a fait que je

crois à mon existence et à celle de l'autre peut-être aussi. Changeons une seconde du scénario, un dixième, un millième et nous ne sommes plus là. De mère à enfant, nous sommes liés par le cordon ombilical. Ne plus vouloir chercher, ne plus vouloir comprendre, un « bon gros » rien du tout, la tête dans le four, le corps, l'esprit, le cerveau jusqu'au bout de notre peau, la peau qui nous limite, morceau de corps. Se laisser porter. Flotter. De l'eau !

Trouver un sens — éclats de rire — être rationnel — rire encore — mais un visage, une vérité peut-être !

Agençons les mots pour comprendre, peu importe, agrandir le cercle de la connaissance, l'agrandir, l'agrandir c'est peut-être ça le sens mais il y a des cercles que l'on ne verra jamais, des propositions indémontrables, l'incomplétude des mathématiciens, ni vraies ni fausses. Alors que faire ? ne pas penser ou dire des mots pour chercher ? Pourquoi ces tonnes de mots que tous ces hommes ont voulu trier, mettre en ordre ? Pourquoi vouloir donner un sens précis ? Une collection de mots sans queue ni tête au hasard n'a-t-elle pas la même valeur ?

Les scientifiques ont démontré que le battement de l'aile d'un papillon d'Europe peut entraîner un ouragan au Brésil, autrement dit aux petites causes les grands effets. Bougeons un bras et ça transformera le monde, faisons un faux mouvement, c'est la même chose. Le souffle physique qui s'échappe de notre bouche provoqué par les mots que nous prononçons va changer le monde quelle que soit leur signification. Peut-être déclencheront-ils une tornade ou un tremblement de terre à des milliers de kilomètres, peut-être l'éviteront-ils au contraire.

Le vent des mots a autant d'importance que leur sens. Alors à quoi cela sert-il de chercher un îlot de cohérence ?

Le sens des mots, le sens du vent.

Le vent des mots.

La composition de cet ouvrage
*a été réalisée par l'***Imprimerie Bussière,**
l'impression et le brochage ont été effectués
sur presse Cameron
dans les ateliers de **Bussière Camedan Imprimeries**
à Saint-Amand-Montrond (Cher),
pour le compte des Éditions Albin Michel.

Achevé d'imprimer en avril 2002.
N° d'édition : 20800. N° d'impression : 021822/1.
Dépôt légal : avril 1996.